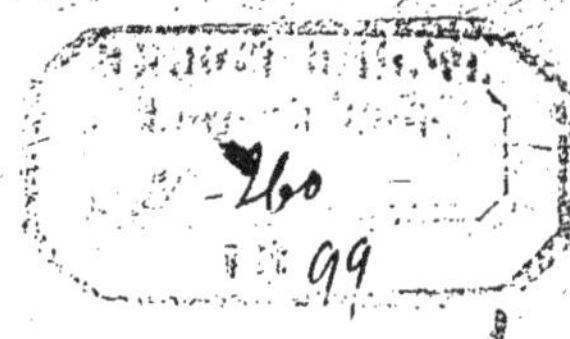

CONTRIBUTION A L'ÉTUDE

DU

[T]RAITEMENT DU TÉTANOS

PAR

LES INJECTIONS INTRA-CÉRÉBRALES

D'ANTITOXINE

(Méthode de Roux et Borrel)

PAR

Le Dr V. DELVINCOURT

ANCIEN INTERNE DE L'HOPITAL CIVIL DE VERSAILLES ET DE L'HOTEL-DIEU DE REIMS
ANCIEN EXTERNE DES HOPITAUX DE PARIS
LAURÉAT DE L'ÉCOLE DE MÉDECINE ET DE LA SOCIÉTÉ MÉDICALE DE REIMS

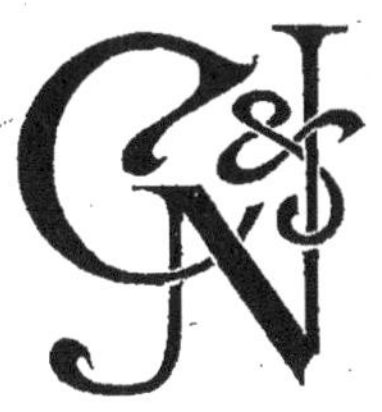

PARIS

GEORGES CARRÉ ET C. NAUD, ÉDITEURS

3, RUE RACINE, 3

—

1898

CONTRIBUTION A L'ÉTUDE

DU

TRAITEMENT DU TÉTANOS

PAR

LES INJECTIONS INTRA-CÉRÉBRALES

D'ANTITOXINE

(Méthode de Roux et Borrel)

PAR

Le Dr V. DELVINCOURT

ANCIEN INTERNE DE L'HOPITAL CIVIL DE VERSAILLES ET DE L'HOTEL-DIEU DE REIMS
ANCIEN EXTERNE DES HOPITAUX DE PARIS
LAURÉAT DE L'ÉCOLE DE MÉDECINE ET DE LA SOCIÉTÉ MÉDICALE DE REIMS

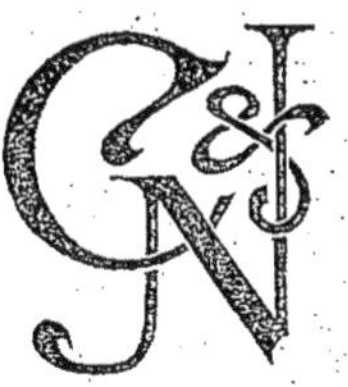

PARIS

GEORGES CARRÉ ET C. NAUD, ÉDITEURS

3, RUE RACINE, 3

—

1898

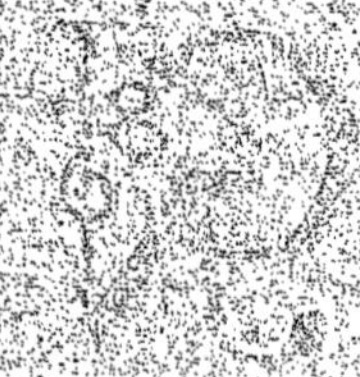

A MES PARENTS

MODESTE TÉMOIGNAGE DE MA RECONNAISSANCE

A LA MÉMOIRE DE MON GRAND-PÈRE

V. DELVINCOURT

A MA FAMILLE

A MES MAITRES

A MES AMIS

A MON PRÉSIDENT DE THÈSE

LE PROFESSEUR LANDOUZY

MÉDECIN DE L'HOPITAL LAENNEC
MEMBRE DE L'ACADÉMIE DE MÉDECINE
CHEVALIER DE LA LÉGION D'HONNEUR

AVANT-PROPOS

Au moment de terminer nos études médicales, nous considérons comme un devoir particulièrement agréable d'adresser nos remerciements les plus sincères aux maîtres à qui nous devons notre instruction et notre éducation professionnelles.

Depuis longtemps nous avons voué un culte vraiment filial au regretté Pr Luton, ancien directeur de l'Ecole de médecine de Reims, et au Pr Decès, en souvenir de leur enseignement si vivant et si bienveillant.

Nous saluons également avec respect les noms des Professeurs de cette Ecole qui furent en même temps nos maîtres dans les hôpitaux : le Dr Moret, enlevé trop tôt à l'amitié de ses élèves, les Drs Henrot, directeur, Pozzi, Panis, Langlet, Laurent, Granval, Guelliot, Hoel, Harman, Hache.

Que le Dr Tenneson, dont nous avons été l'externe à l'hôpital Saint-Louis, veuille bien nous permettre de compter parmi les élèves qui ont le mieux apprécié la haute valeur et la précision de son enseignement.

Notre gratitude n'est pas moins vive à l'égard des

Professeurs de la Faculté de Paris, dont nous avons suivi les leçons à l'Ecole et dans les Hôpitaux.

Nous adressons au Dr Colleville, professeur à l'Ecole de médecine de Reims, et au Dr Laurent, médecin de l'hôpital civil de Versailles, dont nous avons été l'interne, l'expression de notre profonde reconnaissance : c'est à eux que nous devons notre éducation clinique.

Les médecins et chirurgiens de l'hôpital civil de Versailles, les Drs Parelle, Broussin, de Fourmestreaux et de Lauréal nous ont constamment manifesté une bienveillance à laquelle nous ne sommes point resté indifférent.

Que le Dr Vilon, chirurgien du même hôpital, reçoive ici sa large part de remerciements. Nous mettrons plus d'une fois à profit ses conseils si judicieux et si pratiques, et lui saurons toujours gré de l'amitié et de la sollicitude qu'il n'a cessé de nous témoigner.

M. le Pr Landouzy, en acceptant la présidence de notre thèse, nous fait un honneur dont nous sommes à la fois très flatt et très reconnaissant.

INTRODUCTION

Trois cas de tétanos, observés à l'hôpital civil de Versailles, en août et septembre 1898, et traités par la méthode des injections intracérébrales d'antitoxine, nous ont inspiré l'idée de choisir ce sujet pour notre thèse inaugurale : le premier tétanique, que M. le Dr Roux est venu opérer lui-même dans le service du Dr Parellé, a succombé : l'intervention avait été tardive. Les deux autres ont tous deux guéri : l'un a été opéré par M. le Dr Martin, de l'Institut Pasteur, l'autre par M. le Dr Vilon, chirurgien de l'hôpital civil de Versailles, assisté de M. le Dr Borrel.

L'historique comprendra un exposé de la sérothérapie du tétanos, et nous puiserons, pour cela, largement, aux leçons qui lui ont été consacrées par M. le Pr Landouzy.

Cette revue d'ensemble nous montrera les étapes successives parcourues par cette méthode thérapeutique.

Nous insisterons particulièrement sur les travaux du Pr Nocard, d'Alfort, sur la sérothérapie préventive et décrirons les recherches expérimentales qui lui permirent de juger définitivement la valeur des injections sous-cutanées au point de vue curatif, puis nous exposerons les recherches de MM. Roux et Borrel, et montrerons comment ils sont arrivés à concevoir et à réaliser le traitement du tétanos déclaré.

Nous relaterons et analyserons les observations connues jusqu'à ce jour, parmi lesquelles deux nous sont personnelles. Nous exposerons ensuite le manuel opératoire de l'injection intra-cérébrale, exposé que nous ferons précéder de quelques réflexions sur le diagnostic du tétanos, et suivre d'un court chapitre relatif au pronostic.

Enfin, nous tirerons les conclusions qui nous semblent ressortir jusqu'à présent de l'étude comparative des faits.

HISTORIQUE

Depuis longtemps les médecins et les vétérinaires soupçonnaient la nature infectieuse du tétanos, lorsque, en 1884, Carle et Rattone en donnèrent les premiers la preuve expérimentale : ils reproduisirent la maladie en inoculant à des lapins le pus d'un abcès prélevé chez un tétanique.

La même année, Nicolaïer arrive aux mêmes résultats en inoculant aux animaux de la terre recueillie dans les jardins de l'Université de Goettingue : bien plus, dans le pus qui se produit au point d'inoculation, il découvre un bâtonnet spécial, souvent terminé par une spore, ressemblant vaguement à une épingle ou à une baguette de tambour. Il essaie en vain de le cultiver.

Cet honneur était réservé à Kitasato (88). Depuis lors les travaux se multiplient ; les caractères morphologiques du bacille sont précisés grâce aux travaux de Rosenbach, Verhogen et Baert, Sanchez Tolédo et Veillon, Vaillard et Vincent ; ce bacille n'habite jamais ailleurs que dans le foyer traumatique ; il est anaérobie, il se présente tantôt sous la forme sporulée, tantôt sous la forme asporulée ; la résistance de ces spores est considérable ; il exerce ses terribles ravages par un poison extrêmement actif qui, élaboré dans la plaie, diffuse lentement dans l'organisme.

La toxine, isolée par Brieger, est expérimentée par Vaillard et Kitasato, qui arrivent chacun de leur côté, à reproduire le tétanos en inoculant aux animaux tantôt la culture pure, tantôt la culture filtrée.

Enfin la toxine, modifiée par différents procédés, devint l'antitoxine. En effet, portée à 65°, pendant 30 minutes, la toxine s'atténue. Les injections successives de doses progressivement croissantes de toxine aux animaux et au cheval en particulier, permettent d'obtenir un sérum très puissant : l'atténuation par l'iode en solution aqueuse est un procédé surtout employé par Roux, au début.

Le procédé actuellement employé à l'Institut Pasteur pour se procurer du sérum consiste à inoculer au cheval des doses progressivement croissantes, soit de toxine pure soit de toxine atténuée.

Dès lors la sérothérapie du tétanos est née : l'antitoxine va se révéler un merveilleux agent de thérapeutique préventive : mais elle se montrera impuissante lorsqu'on lui demandera de guérir le tétanos confirmé.

Sérothérapie antitétanique préventive.

Il est nécessaire, avant de continuer cette étude, de nous mettre dans l'esprit quelques chiffres qui nous montreront la puissance effrayante du poison et du contre-poison :

L'inoculation de 1/1000 de centimètre cube de culture filtrée de bacille tétanique tue un cobaye en 36 ou 40 heures. 1/100,000^{cc} tue une souris dans le même laps de temps. « Si on calcule que 1 centimètre cube de bouillon donne, après évaporation, à peine 0,025 de matière organique contenant la toxine, on voit que la dose de toxine tétanique nécessaire pour tuer un cobaye atteint à peine 0^{gr},000,025, et pour une souris 0^{gr},000,000,025 ».

Par contre, l'antitoxine ne se montre pas moins puissante. « L'hypertoxicité phénoménale de la toxine tétanique n'a d'égale que l'intensité incroyable du pouvoir préventif du sérum : Vaillard possède un sérum actif à 1 pour 3,000,000 centimètre cube. Un cheval de Nocard a fourni un sérum actif au milliardième (Landouzy).

Il est inutile d'insister longuement sur la sérothérapie préventive : cette méthode a tenu ses promesses : la démonstration en a été faite par M. Nocard, d'Alfort, à la séance de l'*Académie de Médecine* du 22 octobre 1895, dans laquelle il montra, chiffres en main, les merveilleux résultats obtenus par l'emploi du sérum préventif de cheval immunisé ; le 27 juillet 1897 les documents sur lesquels il appuie sa démonstration sont encore plus nombreux, voici les chiffres : 2,727 animaux ont reçu du sérum en injections sous-cutanées ; on peut les diviser en deux groupes : le plus important comprend plus de 2,300 animaux qui ont reçu la première injection aussitôt l'opération qu'ils devaient subir (castration, etc.) et pas un seul n'a eu le tétanos. Le second groupe comprend près de 400 sujets ; ils n'ont reçu le sérum que 1, 2, 3,

4 jours après le traumatisme accidentel. Aucun n'a succombé. Un seul cheval a été pris, mais il a guéri.

Les quelques essais entrepris dans plusieurs services chirurgicaux de Paris ont donné, notamment à MM. Bazy et Reclus, des résultats absolument probants : M. Bazy ayant observé en quelques mois, à Bicêtre, trois cas de tétanos qui s'étaient terminés par la mort malgré l'emploi des injections sous-cutanées d'antitoxine, prit le parti d'employer le sérum à titre préventif ; depuis cette époque, tous les malades qui entraient dans son service porteurs de plaies suspectes ont reçu 10 centimètres cubes de sérum, aucun n'a contraté le tétanos, et sur les 23 cas qui font l'objet de la communication de M. Bazy, tous étaient susceptibles d'entraîner cette redoutable complication.

En un mot, la sérothérapie préventive du tétanos est chose faite, mais il faut savoir que la durée de son action est limitée, ce qui distingue cette méthode de la vaccination Jennérienne.

Essais de sérothérapie curative par les injections sous-cutanées d'antitoxine.

Du jour où l'on fut en possession du sérum antitétanique, on songea tout naturellement à l'essayer contre le tétanos déclaré ; malheureusement les résultats ne répondirent pas aux espérances qu'on avait fondées. Les faits vont nous le démontrer.

Tout d'abord, lorsque l'on consulte les observations, on est frappé de rencontrer à l'étranger un nombre considérable de guérisons, alors qu'en France les succès se comptent. Sur 76 cas réunis par nous, nous trouvons au total 41 guérisons ; or, 52 de ces cas sont italiens, allemands ou anglais, — 36 guérisons, soit les 2 tiers. — Parmi les 19 cas français, 8 guérisons, soit moins de la moitié. Nous avons analysé un certain nombre de ces observations :

En 1892, Tizzoni comptait 7 guérisons à l'aide de son antitoxine solide ; or, tous ces cas sont des tétanos à marche chronique, dans lesquelles la température a oscillé autour de 38° ; d'ailleurs divers traitements ont été associés à l'antitoxine, le chloral, l'éradication du foyer, et l'amputation.

Si nous examinons les observations françaises, voici ce que nous notons : sur 7 malades traités, Roux a échoué cinq fois : les deux guérisons ne peuvent pas être attribuées au sérum, car l'un des malades a guéri sans injection, l'autre n'a reçu qu'une dose insignifiante.

Lucas-Championnière, Quénu, ont réussi, mais ont toujours associé divers traitements à l'emploi de l'antitoxine. D'ailleurs de nombreux échecs ont été notés et il est bien certain qu'il y en a, de plus nombreux encore, inconnus. La question restait en suspens, indécise, lorsque M. Nocard entreprit de la résoudre expérimentalement. Il rendit compte de ses travaux à la séance de l'*Académie de médecine* du 20 juillet 1897.

Une première série d'expériences sur les cobayes faites en 1893 avaient été concluantes ; mais en 1896 la *Deutsche Med. Wochens.* n° 43, insérait une note annonçant que la maison Meister Lucius et Brüning de Hoescht sur Mein tenait à la disposition des vétérinaires ou des médecins un sérum préparé par Behring et Knor, au moyen duquel il était possible de guérir le tétanos déclaré, chez l'homme et chez le cheval ; ce sérum était délivré à l'état sec, à la dose curative de 5 grammes ; on devait le dissoudre dans 45 grammes d'eau distillée, chauffer à 40° et injecter en une seule fois dans les veines pour le cheval, sous la peau pour l'homme. Le succès était assuré dans les 36 premières heures.

La fabrique exigeant un prix exagéré de son produit (67 francs les 5 grammes), M. Nocard s'en procura une certaine quantité : il le fit expérimenter par M. Metchnikoff, qui lui trouva un pouvoir antitoxique égal et quelquefois inférieur au sérum de l'Institut Pasteur. C'est alors qu'il fit sur les chevaux une série d'expériences mémorables que nous allons relater aussi brièvement que possible.

EXPÉRIENCES DE NOCARD

Une première série d'expériences sur 16 chevaux fixa à 6 milligrammes la dose minima de toxine nécessaire pour tuer infailliblement un cheval de 480 kilogrammes.

Expérience A. — 4 chevaux ont reçu, le 9 mars, 6 milligrammes de toxine sèche ; le 14, le premier reçoit 10 grammes de sérum sec, dissous ; les deux autres 100 centimètres cubes de sérum liquide ; le quatrième sert de témoin. Tous meurent de tétanos.

Conclusion. — L'injection intra-veineuse de sérum antitétanique est impuissante à enrayer la marche de la maladie, même quand la dose d'antitoxine est le double de celle indiquée par la *Deutsch. Med. Wochens.*

Expérience B. — 28 avril. — Injection de 6 milligrammes de toxine sèche à 3 chevaux. Le 4 mai, après six fois 24 heures, l'un des chevaux présente les premiers symptômes du tétanos ; on lui injecte dans la jugulaire 5 grammes de sérum sec de Hoescht. Les deux autres sont indemnes ; le lendemain, à 10 heures, l'un d'eux a la patte raide ; il reçoit 5 grammes de sérum allemand ; le 6 mai, il est manifestement pris. Le 7, tous trois ont un tétanos généralisé qui les emporte le 9.

Conclusion. — Les résultats sont les mêmes lorsqu'on injecte l'antitoxine sèche de la fabrique allemande.

Expérience C. — Le 9 mars, injection de 6 milligrammes de toxine à 5 chevaux ; le 14 mars, aucun symptôme tétanique n'est encore survenu ; les 3 premiers reçoivent 100 centimètres cubes de sérum de l'Institut Pasteur ; les deux autres sont conservés comme témoins. Le 16, le tétanos apparaît très nettement chez tous ces animaux et les emporte.

Conclusion. — L'injection d'antitoxine ne donne pas de résultat, même 24 heures avant l'apparition des premiers symptômes du tétanos.

Expérience D. — Le 24 février, deux chevaux reçoivent la dose de toxine mortelle ; le 28 février, l'un d'eux reçoit 100 centimètres cubes de sérum ; l'autre sert de témoin ; ce dernier meurt tétanique le 2 mars ; l'autre est sauvé.

Conclusion. — L'injection d'antitoxine 48 heures avant l'éclosion du mal donne de grandes chances de sauver le patient, mais de fortes doses et l'injection intra-veineuse sont nécessaires.

Expérience E. — Le 9 mars, 14 chevaux reçoivent la dose mortelle de toxine. Trois d'entre eux sont conservés comme témoins, sept sont traités 24 ou 48 heures avant l'apparition des premiers symptômes ; ils succombent au tétanos ainsi que les témoins ; les 4 derniers ont résisté grâce à des injections sous-cutanées pratiquées très peu de temps après l'inoculation de toxine.

Conclusion. — Une très faible dose de sérum suffit à empêcher l'apparition du tétanos quand l'injection est faite, même sous la peau, très peu de temps après que l'animal a reçu la dose de toxine toujours mortelle pour les témoins.

De l'étude de ces expériences conduites avec une méthode absolument impeccable il est permis de retenir ceci : la sérothérapie curative par les injections sous-cutanées est une méthode dont les résultats sont bien aléatoires. Les quelques succès notés par-ci par-là ne peuvent d'ailleurs lui être attribués exclusivement, et les recherches expérimentales ont définitivement jugé le problème.

Nous sommes donc en présence de deux grands faits indéniables qui peuvent se formuler ainsi :

L'antitoxine est un merveilleux agent de thérapeutique préventive.

L'antitoxine est un très infidèle moyen de thérapeutique curative.

Comment expliquer l'échec des injections sous-cutanées de sérum contre le tétanos déclaré?

Différentes explications en ont été préposées. Voici d'abord celle de MM. Courmont et Doyon. « Ces auteurs, se basant sur ce fait que la toxine tétanique ne détermine des accidents qu'après une certaine période d'incubation, déclarent que la toxine, loin d'agir directement, provoque une fermentation aboutissant à la production de poisons agissant directement sur les tissus nerveux; parmi ces produits se trouve une substance strychnisante qu'ils ont pu isoler des muscles, du sang, de l'urine des animaux morts du tétanos. Le sérum agirait en empêchant cette fermentation et n'aurait d'effet que si les produits de cette fermentation ne sont pas encore élaborés. C'est ce qui expliquerait son efficacité dans certains cas de tétanos confirmé lent, tandis qu'il s'est constamment montré impuissant dans le tétanos aigu ou rapide ».

Sans entrer dans la discussion de cette théorie, qu'il nous suffise de faire remarquer avec le Pr Landouzy la possibilité d'une interprétation basée sur la clinique. Comparons en effet la diphtérie et le tétanos ; la première évolue en deux phases bien distinctes : elle se révèle tout d'abord infection par la fausse membrane ; puis intoxication par les phénomènes qui résultent de la diffusion du poison.

Le tétanos, lui, ne se révèle qu'en tant qu'intoxication : au moment où le clinicien le dépiste, le poison, parti de la plaie, a diffusé sournoisement à la faveur d'une suppuration toute banale, il a pris possession d'un nombre plus ou moins considérable de cellules nerveuses : cela suffit à expliquer que la diphtérie puisse posséder un sérum curateur efficace alors que pour le tétanos il n'en est malheureusement pas de même.

Les détails dans lesquels nous venons d'entrer sembleront peut-être un peu longs. Ils sont cependant du plus haut intérêt afin de mieux faire comprendre comment MM. Roux et Borrel sont arrivés à concevoir et à édifier la méthode qui fera l'objet du prochain chapitre.

SÉROTHÉRAPIE CURATIVE

PAR LES INJECTIONS INTRA-CÉRÉBRALES D'ANTITOXINE

(Méthode de Roux et Borrel).

Au congrès international d'hygiène et de démographie, tenu à Madrid en avril 1898, M. Borrel fit part des recherches entreprises par lui, concurremment avec M. Roux, sur le « tétanos cérébral et l'immunité contre le tétanos ».

Le point de départ de ces travaux réside dans l'expérience suivante de MM. Wassermann et Takaki, publiée dans la *Berliner Klinische Wochenschrift* de janvier 1898 : ces deux savants faisaient une émulsion avec l'encéphale ou la moelle de cobayes, mélangeaient à cette émulsion de la toxine tétanique, laissaient macérer quelques heures, puis centrifugeaient pour séparer la partie liquide de la partie solide. Ils constataient alors que le liquide avait perdu toute toxicité, au point que 8 milligrammes de cerveau de cobaye purent préserver une souris de une dose mortelle de toxine tétanique.

M. Wassermann en conclut que les cellules nerveuses des mammifères jouissent normalement d'un pouvoir antitoxique vis-à-vis de la toxine tétanique, de là une théorie toute nouvelle de l'immunité naturelle fondée sur ce pouvoir antitoxique : de plus, reprenant l'opinion soutenue par Ehrlich, il émit l'hypothèse que les cellules nerveuses les plus sensible à la toxine sont celles qui précisément fabriqueraient l'antitoxine lorsqu'on les met en présence de la toxine : en un mot l'immunité acquise ne serait qu'une excitation de la fonction antitoxique normale des cellules nerveuses. Cette manière de voir souleva bien des objections surtout de la part de M. Metchnikoff qui entreprit de rendre à la théorie phagocytaire ce qui lui appartenait. Lui et ses élèves montrèrent que les centres nerveux des animaux réfractaires au tétanos, tels que la poule, n'exercent qu'une action nulle dans les conditions de l'expérience allemande : donc l'immunité naturelle n'est pas fonction de la cellule nerveuse. Enfin chez les animaux immunisés le cerveau se montra moins actif que les autres viscères, donc l'immunité acquise n'est pas fonction de la cellule nerveuse.

Il était réservé à MM. Roux et Borrel de donner à l'expérience de Wassermann sa véritable interprétation.

Suivons-les donc pas à pas : ils rééditent l'expérience de Wassermann et Takaki, et constatent de nouveau que le liquide qui surnage a perdu toute sa toxicité ; mais au lieu de conclure avec le savant allemand à la destruction de la toxine, ils constatent que cette dernière a été fixée par les éléments nerveux et s'est déposée en même temps qu'eux au fond du vase. « Le véritable intérêt de l'expérience de Wassermann est donc de nous montrer se satisfaisant *in vitro*, l'affinité de la cellule nerveuse pour la toxine tétanique ».

Que se passe-t-il dans l'organisme lorsqu'on injecte

la toxine sous la peau de la patte postérieure d'un cobaye? Le poison arrive à l'axe nerveux par deux voies : une partie, d'après M. Marie, suit le trajet des troncs nerveux, et en effet chez les animaux le tétanos débute toujours par une contracture au point d'inoculation ; une autre partie du poison suit le courant sanguin où elle est cueillie au passage par les cellules nerveuses.

Que se passe-t-il maintenant, si l'on injecte la toxine tétanique directement dans la substance cérébrale d'un lapin? On détermine aussi le tétanos, mais un tétanos à forme cérébrale. Ce fait renverse totalement l'opinion de Wassermann ; comment admettre en effet l'existence d'une antitoxine naturelle qui n'agirait pas dans le lieu même de sa production. En réalité le mélange de cerveau broyé et de toxine est inoffensif, parce que le poison adhère à la substance nerveuse, et qu'injecté dans cet état sous la peau, il ne diffuse pas, mais est englobé par les phagocytes.

Mais revenons au tétanos cérébral : c'est une maladie bien caractéristique qui, observée chez le lapin, reproduit la symptomatologie suivante : au bout de 8 à 12 heures, l'animal devient inquiet, tourne autour de sa cage, le train postérieur relevé ; il est en proie à des hallucinations, s'élance « haut sur pattes avec une démarche de lièvre », si l'on vient à lui donner la liberté. Puis des crises convulsives épileptiformes apparaissent, qui l'emportent en un temps variable.

Il va sans dire que l'injection intracérébrale est une opération bénigne par elle-même ; on la pratique après avoir, à l'aide d'un foret, pratiqué une ouverture dans la boîte osseuse ; des quantités cinq fois plus considérables d'eau stérilisée ont pu sans inconvénient être pratiquées et donnent à l'expérience toutes les garanties désirables.

Le tétanos cérébral du cobaye ressemble beaucoup à celui du lapin : cris, convulsions sans contractures permanentes ; chez le rat ce sont les manifestations psychiques qui dominent.

Voici donc un fait précis : le mélange de toxine et d'émulsion cérébrale ; inoffensif sous la peau, détermine en injections intracérébrales le tétanos cérébral.

Forts de ces premiers résultats MM. Roux et Borrel étudient le tétanos cérébral dans ses rapports avec l'immunité passive.

Des cobayes sont immunisés contre le tétanos par des injections de sérum : ils jouissent de l'immunité dite passive et résistent à des doses plusieurs fois mortelles de toxine mise sous la peau. L'immunité vient-elle de ce que les cellules nerveuses sont insensibles au poison ? Pour le savoir, ils mettent la toxine directement en contact avec elles.

Expérience. — 5 lapins du même poids reçoivent sous la peau 5, 10, 15, 20 centimètres cubes de sérum ; l'un des animaux à 5 centimètres cubes est éprouvé par l'injection sous-cutanée d'une dose de toxine cinq fois mortelle ; il reste indemne. 24 heures après, les 4 lapins restant reçoivent en même temps qu'un témoin 1/10 de centimètre cube de toxine dans le cerveau, c'est-à-dire une dose qui resterait inoffensive dans la cuisse d'un lapin neuf ; le lendemain le témoin est pris de convulsions ; les lapins à 10, 15 et 20 centimètres cubes le suivent de près et tous quatre meurent. Seul, le lapin à 5 centimètres cubes résiste ; il faut attribuer cette résistance à une petite hémorragie produite au moment de l'injection intracérébrale et suivie du mélange dans le sang de la toxine et de l'antitoxine.

L'expérience est néanmoins concluante : le tétanos a pu être déterminé chez des animaux qui avaient reçu du sérum auparavant ; donc l'antitoxine n'avait pas eu le temps de se répandre partout : tandis que la toxine, même introduite sous la peau, se hâte de satisfaire sa surprenante affinité pour les éléments nerveux, l'antitoxine a trouvé sur son chemin un obstacle. Le poison et le contrepoison n'ont pu se rencontrer. C'est pourquoi le sérum échoue si souvent dans le tétanos déclaré, et pendant ce temps la toxine envahit de proche en proche les cellules nerveuses ; le sérum neutralise bien le poison qui circule dans le sang, mais il ne peut atteindre la substance nerveuse ; puisque son rôle est de protéger les régions qui ont échappé à l'action du poison, il faut donc le porter directement là où il doit agir, c'est-à-dire dans le cerveau.

Traitement de tétanos déclaré.

Expérience. — Vingt cobayes de 400 à 450 grammes reçoivent dans la patte postérieure une dose de toxine tétanique mortelle en 70 heures.

18 heures après, tous les cobayes ont de la raideur de la patte ; 24 heures après, ils sont tétaniques.

Les cinq plus gros servent de témoins. Les quinze autres sont divisés en 3 lots : un cobaye du 1er lot reçoit 24 heures après l'injection de toxine 1 centimètre cube de sérum sous la peau. Aux 4 autres on donne en pleine substance cérébrale 4 gouttes du même sérum dans chaque hémisphère, soit un quart de centimètre cube.

On agit de même avec les cobayes du 2e et 3e lots qui sont traités à la 28e et à la 32e heure.

Les résultats sont les suivants : les cinq témoins succombent de la 74e à la 77e heure ; les 3 cobayes au sérum sous la peau meurent dans les mêmes délais.

Les 12 cobayes au sérum dans le cerveau ont leur tétanos arrêté. Les contractures restent limitées à une patte ou aux deux pattes postérieures suivant l'heure de l'intervention. Un mois après ils sont bien portants mais les contractures persistent.

« Sur 45 cobayes traités à différents moments dans différentes expériences, 35 ont survécu à la suite de l'injection intracérébrale ; sur 17 qui ont reçu le sérum sous la peau à doses beaucoup plus fortes, 2 seulement sont restés vivants. » 17 témoins non injectés sont morts.

Telle est la méthode des injections intra-cérébrales d'antitoxine contre le tétanos déclaré. Comment agit l'antitoxine ? C'est là un problème encore incomplètement résolu. La théorie de Metchnikoff semble cependant prévaloir, et il est vraisemblable d'admettre que l'antitoxine, loin d'agir comme un contre-poison à l'égard d'un poison, exciterait au contraire la fonction phagocytaire et protégerait, d'autre part, les cellules nerveuses non encore envahies par la toxine. Il est donc facile de constater dès à présent que l'antitoxine portée dans le cerveau protège la moelle supérieure : elle ne défait pas les lésions acquises ; la maladie persiste un laps de temps assez considérable avec les symptômes constatés au moment de l'intervention ; mais elle est arrêtée dans sa marche et on conçoit déjà que tout le succès dépend de la précocité du traitement. C'est ce que nous allons voir en étudiant les faits recueillis chez l'homme.

OBSERVATIONS

OBSERVATION I

CHAUFFARD et QUÉNU (*Presse médicale* du 18 Juin 1898)

Tétanos traumatique traité et guéri par injection intra-cérébrale d'antitoxine.

Édouard M... est âgé de 16 ans. C'est un jeune homme bien portant, sans antécédents pathologiques, ni tare préalable. Il est assez grand, très intelligent, mais de structure un peu frêle et encore presque infantile, comme en témoignent le faible développement du système pileux au visage et une hypertrophie très appréciable des deux glandes mammaires.

Il est jardinier de son état, et, le 8 avril, il est blessé par un châssis de serre qui lui tombe sur les doigts et lui écrase l'extrémité de l'index et de l'annulaire de la main gauche.

Après l'accident, le malade est soigné par un pharmacien qui le panse avec de l'amadou imbibé de perchlorure de fer.

Le malade ne se présente que le 12 à la consultation de Cochin ; à ce moment, on constate :

1° Les deux plaies des doigts II et IV de la main gauche ; il y a fracture de la phalangette à sa base ; en outre, une plaie anfractueuse qui divise tous les téguments de la moitié dorsale de la troisième phalange et qui se prolonge en bas en décollant un peu l'os des téguments palmaires ;

2° Sur la face dorsale de la main, une rougeur dorsale et trois ou quatre phlyctènes grosses comme un œuf de pigeon, contenant une sérosité jaunâtre louche.

Toute la main est tuméfiée, œdémateuse, mais le malade ne souffre pas trop. Pas de fièvre.

Jusqu'au 22 avril, il est soigné tous les jours à la consultation avec des pansements humides phéniqués. Le gonflement de la main persiste ; le malade continue à travailler un peu.

22 *avril.* — Le malade accuse une gêne dans la mâchoire et se plaint d'une dent. Il est adressé au dentiste qui ne lui trouve rien dans la bouche et pense au tétanos. Néanmoins, il n'est prescrit qu'un gargarisme phéniqué.

23 *avril.* — Les symptômes sont devenus plus nets : difficulté pour ouvrir la bouche : alimentation solide impossible, mais les liquides passent facilement ; pas de dysphagie.

Douleurs dans la nuque ; les mouvements de latéralité de la tête sont encore possibles, mais ceux de flexion et d'extension sont difficiles et douloureux.

Au lieu d'entrer à l'hôpital, le malade demande à prévenir ses parents et ne revient que le lundi matin. En ville, on lui a appliqué deux mouches de Milan dans le dos, entre les épaules.

25 *avril.* — Le malade est admis d'urgence et placé dans le service de M. Chauffard.

Temp., 36°,9 ; pouls, 120 ; respiration, 16. Raideur absolue de la nuque et de la tête ; le malade ne peut tourner la tête immobilisée sur son oreiller. Trismus très prononcé ; le malade ne peut montrer le bout de sa langue entre ses arcades dentaires. Contraction des muscles de la face ; rire sardonique. La flexion du tronc est encore possible. Pas de contractions paroxystiques, ni de secousses spasmodiques. Pas de dysphagie ; le malade avale facilement. Rien du côté des muscles inspirateurs ; pas de dyspnée. Le malade a conservé toute son intelligence et répond sans trop de difficultés à toutes les questions qu'on lui pose.

Dans la journée, le malade reçoit comme traitement 20 centimètres cubes de sérum antitétanique sous la peau.

Il n'a pas uriné de midi à 10 heures du soir.

26 *avril.* — Matin. Temp., 37°,2. Pouls, 120.

Le malade a eu quelques convulsions et soubresauts tétaniques. Tout son dos est raide ; on peut le soulever entièrement d'une seule pièce. Les muscles abdominaux sont durs et contracturés ; seuls, les membres sont encore libres.

M. Chauffard, devant l'aggravation des symptômes, estime qu'il y aurait lieu de recourir aux injections intra-cérébrales d'antitoxine, et il fait appel à MM. Roux et Borrel. M. Quénu, qui a été adjoint aux médecins précédents, examine le malade à la fin de la visite, et, après une consultation avec MM. Roux et Borrel, accepte de se charger de l'intervention chirurgicale, qui aura lieu à 3 heures de l'après-midi. Les parents du jeune homme, mis au courant de la situation, ont donné leur consentement à l'opération.

La tête est entièrement rasée, aseptisée, et munie d'un pansement.

Le malade étant endormi sous le chloroforme, l'injection d'antitoxine est successivement faite à droite, puis à gauche. Du côté droit, M. Quénu pratique une petite incision du cuir chevelu, courbe, à concavité antéro-inférieure, longue de 4 centimètres et allant d'emblée jusqu'à l'os. Le centre de cette incision est situé sur le trajet d'une verticale passant par le bord antérieur de l'apophyse orbitaire externe, à 8 centimètres de celle-ci. Le petit lambeau curviligne qui résulte de cette incision est rapidement disséqué et détaché de l'os avec la rugine ; deux pinces de Kocher le tiennent relevé en arrière et en haut. On trépane alors avec une petite fraise, qui donne une ouverture de 8 millimètres de diamètre. La dure-mère, mise à nu, est incisée suivant un diamètre. M. Quénu enfonce l'aiguille à une profondeur de 5 à 6 centimètres, et M. Roux pousse lentement l'injection. On injecte environ 1 centimètre cube et demi à 2 centimètres cubes de sérum concentré à moitié (sérum sec desséché, redissous dans 5 centimètres cubes au lieu de 10) et préparé au moment même par MM. Roux et Borrel ; l'injection, poussée goutte à goutte par M. Roux, dure environ six minutes. Le trocart est retiré ;

pas d'hémorragie, aucun phénomène spécial pendant l'injection. Trois points de suture ferment la plaie cutanée. L'opération est répétée du côté gauche ; incision de 3 centimètres au même point ; trépanation, injection, suture de la plaie cutanée.

Enfin, pendant l'opération, les plaies des doigts sont désinfectées. Ablation aux ciseaux des débris septiques : ongles, fragments d'épiderme, morceaux de tissu cellulaire et de tendons sphacélés, esquilles osseuses, qui sont recueillis dans un tube stérilisé pour être inoculés. Brossage des plaies au savon, puis à l'alcool, à l'éther et au sublimé. Pansement humide au sublimé.

Pendant toute l'opération, qui a duré environ trois quarts d'heure, le malade a très bien dormi ; pendant l'injection, en particulier, on n'a rien noté de spécial ; le pouls, à 130, est resté absolument sans changement comme rythme, fréquence ou force.

Après une heure, le malade, sorti du sommeil chloroformique, dit quelques mots, répond très bien aux questions posées. L'intelligence est intacte, la mémoire complète ; il raconte son histoire, les détails de son accident, etc. ; il peut même lire. Les mouvements des membres sont faciles, non douloureux.

6 heures. Temp., 37°,2. Pouls, 122. Resp., 25.

Le malade est calme, n'accuse aucune douleur spontanée ; sa figure est toujours grimaçante. Toujours raideur douloureuse de la nuque. Un peu d'ensellure lombaire ; on passe aisément la main et le bras entre le dos du malade et le plan du lit ; il est vrai que le malade est un peu élevé par ses oreillers.

7 heures. Temp., 37°,3. Pouls, 122. Resp., 26.

Le malade paraît ouvrir un peu mieux la bouche. Il se plaint de douleurs dans le dos, au niveau des plaies de ses mouches de Milan. Il urine lui-même 550 grammes.

8 heures. Temp., 37°. Pouls, 110. Resp., 22.

Le malade demande constamment à boire, se plaint que son pansement de la tête le serre trop ; il lui attribue la gêne causée par le trismus.

9 heures. Temp., 37°,5. Pouls, 124. Resp., 26. — 11 heures. Temp., 38°. Pouls, 132. Resp., 24.

Peau chaude et moite ; le malade transpire beaucoup. Il est alimenté avec un Todd et des grogs froids, qu'il aspire avec un tube de caoutchouc.

27 *avril*. — Minuit. Temp., 32°,2. Pouls, 140. Resp., 26. — 1 heure. Temp., 38°,2. Pouls, 150. Resp., 28. Le malade est agité et a un peu de délire. — 2 heures. Temp., 38°,2. Pouls, 140. Resp., 28. Urine environ 100 grammes. — 3 heures. Temp., 38°. Pouls, 130. Resp., 34. — 5 heures. Temp., 37°,8. Pouls, 125. Resp., 24. Le malade urine 100 grammes. — 6 heures. Temp., 38°,6. Pouls, 138. Resp., 36. Le malade urine 180 grammes. — 7 heures. Temp., 38°,8. Pouls, 132. Resp., 26. — 8 heures. Temp., 39°. Pouls, 134. Resp., 30. — 9 heures. Temp., 39°. Pouls, 140. Resp. 30.

Transpiration abondante. Le malade se trouve bien ; il est gai ; pas de rictus. Secousses tétaniques douloureuses de temps en temps (de cinq minutes en cinq minutes).

10 heures. Temp. 38°,8. Pouls, 140. Resp., 30.

Le malade n'ayant pas été à la selle depuis plusieurs jours, on lui administre un lavement glycériné qui amène des selles abondantes avec matières dures.

Le pansement de la main est refait ; bain de sublimé. Les plaies sont touchées à la teinture d'iode. Pansement humide.

On continue à donner, pour tout traitement, des grogs glacés et du lait (1 litre et demi par 24 heures), pris par aspiration. — 11 heures. Temp., 38°,5. Pouls, 148. Resp., 29. — Midi. Temp., 38°,1. Pouls, 140. Resp., 30. — 4 heures du soir. Temp., 38°,6. Pouls, 138. Resp., 24.

Le malade se plaint beaucoup de la nuque ; quelques soubresauts. Soif intense, le malade demande du lait à chaque instant. La langue qui a été pincée pendant l'opération et sa bouche, répandent une odeur infecte : pour la combattre on le fait gargariser fréquemment. Un peu de divagation. — 8 heures du soir : Temp., 38°,9. Pouls, 136. Respir., 28. Le malade ne pouvant pas dormir, on lui donne 1 gramme de chloral.

28 *avril*. — Minuit. Temp., 38°. Pouls, 128. — 4 heures.

Temp., 38°,6. Pouls, 130. — 8 heures. Temp., 38°. Pouls, 152. Toute la nuit, le malade a été agité ; subdélire. Il n'a pas dormi un instant. Transpiration considérable. Ce matin, il se plaint surtout de douleurs lombaires. Il n'a pas uriné depuis hier soir : on lui retire environ 350 grammes d'urine avec une sonde. Injection de 500 grammes de sérum artificiel et de 20 centimètres cubes de sérum antitétanique. Le pansement de la main est refait : bain d'eau oxygénée ; attouchement à la teinture d'iode. Pansement humide au sublimé. Le malade continue à s'alimenter avec du lait (2 litres). Un lavement simple amène une selle. — Midi. Temp., 38°,7. — 4 heures. Temp., 38°,4. Pouls, 128. Le malade a été sondé à 3 heures, ce qui a ramené 350 grammes d'urine, en tout 900 grammes pour les 24 heures. Le malade est plus calme ; secousses tétaniques intermittentes. — 8 heures. Temp., 39°.

29 *avril*. — Minuit. Temp., 39°,2. — 4 heures. Temp., 38°,7. — 8 heures. Temp., 38°,7, — Pouls, 140.

Le malade a passé une nuit très agitée ; subdélire ; il est tombé de son lit en s'agitant, et, ce matin, il se plaint de douleurs dans les jambes et au niveau des reins. Il a beaucoup transpiré.

Ce matin, il paraît un peu reposé, mais il présente néanmoins une excitation anormale ; il cause beaucoup, répond aux questions, puis se perd, prononce des paroles incohérentes, et a quelques hallucinations. Apparition de petits sudamina prurigineux sur tout le corps ; le malade n'urine pas seul, on est obligé de le sonder : 360 grammes d'urine dans la journée. Le trismus paraît plus intense que la veille, le malade prend avec peine son biberon ; la figure est redevenue un peu grimaçante.

Traitement. Injection de 20 centimètres cubes de sérum antitétanique, injection de 800 grammes de sérum artificiel, 2 litres et demi de lait dans la journée, 1 lavement simple le matin ; le soir un lavement nutritif qui est gardé. Pansement de la main comme hier. Dans l'après-midi, le malade est assez tranquille. — Midi. Temp., 38°. — 4 heures. Temp., 39°,4. Pouls, 150. — 8 heures. Temp., 39°,4. Pouls, 148. Quelques secousses, le malade se plaint de sa jambe droite où on lui a fait les injections de sérum, il cause à tort et à travers, mais répond bien aux questions qu'on lui pose.

30 *avril*. — Minuit. Temp., 38°. — 4 heures. Temp., 38°,2. — 8 heures. Temp., 38°. Pouls, 120. — La nuit a été agitée. Ce matin, le malade est beaucoup plus calme ; l'état général meilleur. Au point de vue tétanos, l'état est stationnaire, toujours quelques secousses douloureuses.

Traitement. — 1 litre de sérum artificiel en injection sous-cutanée qui est mal supportée, injection douloureuse, mal résorbée ; douleurs très vives dans la région qui est œdématiée ; le malade se plaint aussi de sa jambe droite ; 20 centimètres cubes de sérum antitétaniques, 2 litres et demi de lait dans la journée, 1 lavement nutritif le soir. Pansement de la main, les doigts vont très bien ; les plaies granuleuses sont de bon aspect. Le malade urine 750 grammes grâce à la sonde. — Midi. Temp., 38°,3. — 4 heures. Temp., 39°,4. Pouls 152. — 8 heures. Temp., 39°,4. Pouls, 148. L'après-midi une crise douloureuse assez vive, occasionnée par des essais d'expulsion de crachats qu'il ne peut faire qu'aux prix de secousses et d'efforts violents.

1er *mai*. — Minuit. Temp., 38°,9. — 4 heures. Temp., 38°,9. — 8 heures. Temp., 38°,4. Pouls 124. Le malade a eu une nuit très agitée : il n'a pas encore dormi depuis l'opération. Ce matin, il se plaint de douleurs très vives dans le côté droit et la jambe correspondant à l'injection ; il se plaint, en outre, de douleurs articulaires très vives, au coude, aux genoux, aux pieds.

Traitement. — 20 centimètres cubes de sérum antitétanique, 3 litres de lait, 1 lavement nutritif. Le malade doit toujours être sondé : 800 grammes d'urine. Le pansement est refait comme d'habitude. — Midi. Temp., 38°,4. Pouls, 120. — 4 heures. Temp., 38°,2. Pouls, 110. Le malade a dormi un peu cet après-midi, mais presque aussitôt, il était réveillé par des secousses douloureuses. Il est calme. — 8 heures. Temp., 38°.

2 *mai*. — Minuit. Temp., 38°,9. — 4 heures. Temp., 37°,9. — 8 heures. Temp., 37°,9. Pouls, 132.

Le malade a dormi une grande partie de la nuit ; ce matin, il est très calme et n'a plus de subdélire. Encore quelques douleurs articulaires. 3 litres de lait. 1 lavement nutritif. 10 centimètres cubes de sérum antitétanique. Pansement de la main comme à l'ordinaire. 750 grammes d'urine dans la journée. — 12 heures. Temp., 38°,1. — 4 heures. Temp., 38°. Pouls, 123. Le malade a quelques secousses douloureuses et se plaint de ses muscles lombaires. — 8 heures. Temp., 37°,4.

3 *mai*. — Minuit. Temp., 37°,7. — 4 heures. Temp., 38°. — 8 heures. Temp., 38°. Pouls, 134.

Le malade a mal dormi la nuit ; il n'accuse pas de douleurs spontanées. Le pansement de la tête est défait, ablation des fils. La réunion est parfaite à gauche ; à droite, un des fils a suppuré par inoculation secondaire, il en résulte un peu d'écartement d'une partie de la plaie. Le pansement de la main n'est plus refait que tous les deux jours. 750 grammes d'urine avec la sonde. 3 litres de lait. 20 centimètres cubes de sérum antitétanique. — Midi. Temp., 38°,1. — 4 heures. Temp., 38°. Pouls, 120. Le malade a dormi un peu cet après-midi. Sueurs abondantes. — 8 heures. Temp., 38°,2. Pouls, 128. — Minuit. Temp., 37°,9.

4 *mai*. — 8 heures matin. Temp., 37°.6. Pouls, 100. — 8 heures soir. Temp., 37°,7. Pouls, 96.

Le malade va beaucoup mieux et entre vraiment en convalescence. L'état tétanique est toujours le même ; il ne peut ouvrir la bouche ; raideur absolue du tronc. Mouvements de la tête impossibles.

Urines, 750 grammes. Le malade peut aller à la selle sans lavement. Éruption sur tout le dos de papules ou même par places de véritables pustules ressemblant à de l'acné.

5 *mai*. — Matin. Temp , 37°,4. Pouls, 100. — Uurines, 750 grammes. — Soir. Temp., 37°,5. Pouls, 100.

Le malade dort bien maintenant ; encore quelques petites secousses tétaniques pendant le sommeil.

6 *mai*. — Matin. Temp., 37°,3. Pouls, 92. — Soir. Temp., 37°,6. Pouls, 96.

7 *mai.* — Matin. Temp., 37°,6. Pouls, 106. — Soir. Temp., 37°,7. Pouls, 100. Le malade commence à uriner seul. La tête commence à pouvoir être mobilisée. Il se plaint encore de son pied.

8 *mai.* — Matin. Temp., 37°,4. Pouls, 96. Urines, 600 grammes. — Soir. Temp., 37°,2. Pouls, 102.

Amélioration considérable : le malade remue la tête et peut presque s'asseoir. Il commence à pouvoir manger un œuf.

9 *mai.* — Matin. Temp., 38°,2. Pouls, 120. — Urines, 1 litre. — Soir. Temp., 37°,4. Pouls, 108.

Le malade a mal dormi : il est plus agité ce matin. Éruption de papules généralisée. Quelques petites plaies au sacrum et au dos que l'on panse à la poudre de Championnière. Les mouvements volontaires de la tête sont beaucoup plus étendus et plus faciles ; le malade commence à ouvrir la bouche.

10 *mai.* — Matin. Temp., 37°,4. Pouls, 108. Urines, 2l,900. — Soir. Temp., 37°,3. Pouls, 88.

11 *mai.* — Matin. Temp., 36°,8. Pouls, 88. — Urines, 1,600 grammes. — Soir. Temp., 36°,9. Pouls, 88.

14 *mai.* — Le malade ouvre maintenant complètement la bouche et peut commencer à manger de la viande.

La plaie droite de la tête à bourgeons exubérants est énergiquement cautérisée au nitrate, tous les jours, et pansée.

18 *mai.* — Le malade peut s'asseoir sur son lit et rester assis dans un fauteuil.

20 *mai.* — Opération de régularisation des plaies des doigts par M. Quénu, résection aux ciseaux d'une partie de la base de la phalangette du deuxième et quatrième doigt de la main gauche. Curettage des plaies, surtout de celle de l'index. Réunion par un crin. Pansement sec. Le malade conservera donc l'extrémité des doigts qui seront un peu plus courts de quelques millimètres. Les pansements de la tête sont continués.

22 *mai.* — La plaie de la tête est réduite de un tiers environ. Cautérisation, lavage à l'alcool, pansement sec. Le malade commence à pouvoir se lever et à marcher.

27 *mai.* — Les crins des doigts sont enlevés ; les deux extré-

mités des doigts sont bien reprises. Le malade va tout à fait bien maintenant ; il reste levé toute la journée et descend au jardin.

29 *mai*. — On constate un peu d'œdème périmalléolaire, surtout le soir, mais persistant pendant la nuit et le matin. Les urines, examinées avec soin, ne contiennent pas d'albumine et n'en ont jamais contenu ; on constate un léger souffle extra-cardiaque en dessous de la pointe.

10 *juin*. — L'œdème des malléoles a disparu ; il n'y a pas d'albumine. On entend toujours un souffle extra-cardiaque très léger ; l'impulsion cardiaque est exagérée, et, de temps en temps, on constate des irrégularités du pouls ; la tension artérielle est de 20.

OBSERVATION II

C. Bacaloglu (*Gazette des Hôpitaux*, 18 Juin 1898)

(Id. Mort).

Le 9 juin, à une heure de l'après-midi, il est entré à l'hôpital Beaujon, dans le service de mon maître M. Troisier, un malade âgé de 38 ans, qui présentait du trismus, et une très légère contracture de la nuque. La température était à 38° ; aucune plaie, aucune excoriation, sur le tégument externe. Nous pensons qu'il s'agit d'un cas de tétanos au début : et d'accord avec notre collègue de garde Lacapère nous lui pratiquons une injection sous-cutanée de sérum antitétanique de 10 centimètres cubes, et nous prescrivons 8 grammes de chloral.

Dans les antécédents héréditaires de notre malade rien à relever ; il est marié, père de deux enfants bien portants. Agriculteur à Nanterre, il bine des betteraves et des choux, et emploie beaucoup de fumier pour engraisser la terre.

La maladie a débuté brusquement le mercredi 8 juin à midi. Il veut manger et il remarque qu'il ne peut pas ouvrir la bouche.

Il ressent en outre de violentes douleurs dans les épaules ; le soir, il prend comme alimentation rien qu'un peu de lait. Malgré cet état, il avait travaillé toute la journée de mercredi. Dans la nuit de mercredi à jeudi, il éprouve un peu de raideur de la nuque, et à son entrée à l'hôpital nous constatons, avec les symptômes déjà énumérés, que la respiration est à 25 par minute, le pouls à 90. La peau est moite.

Le *vendredi* 10 *juin*, au moment de la visite nous constatons que le malade répond parfaitement aux questions qu'on lui pose : l'intelligence et la mémoire sont nettement conservées.

La contracture a fait de grands progrès depuis hier : la figure est grimaçante ; si on lui dit d'ouvrir la bouche, on voit se dessiner les muscles du cou comme des cordes tendues, et malgré ces efforts il parvient à écarter à peine de quelques millimètres les arcades dentaires. Il existe également de la contracture des muscles de la nuque ; le sommet de la tête est enfoui dans l'oreiller, la tête et le tronc forment un arc de cercle. Les muscles pectoraux et abdominaux sont également rigides, et la respiration se fait surtout grâce au diaphragme qui supplée.

Pas de contracture des membres supérieurs et inférieurs.

Par moment, à l'occasion d'un bruit, d'une porte brusquement fermée, le malade a des paroxysmes douloureux. Il éprouve des tressaillements pénibles dans les muscles de la face, et la contracture de la nuque s'accentue. Ces paroxysmes durent à peine quelques secondes.

A onze heures du matin, nouvelle injection de 10 centimètres cubes de sérum antitétanique. Temp., 38°. Pouls, 108. Resp., 30.

Nous considérons le cas comme extrêmement grave.

L'évolution rapide, les petits accès paroxystiques, l'accélération de la respiration nous font porter un pronostic des plus sombres. Alors, nous souvenant d'un cas de MM. Chauffard et Quénu, dans lequel il a été pratiqué une injection intra-cérébrale de toxine antitétanique, nous demandons le conseil du Dr Borrel, préparateur à l'Institut Pasteur. Bien que notre cas soit plus avancé que celui de MM. Chauffard et Quénu, le Dr Borrel est d'avis d'essayer comme dernière ressource l'injection de sérum dans la substance cérébrale. On fait une injection sous-cutanée de sérum antitétanique de 20 centimètres cubes à deux heures et demie de l'après-midi. M. Lejars pratique la trépanation à trois heures et demie. Remarquons que même pendant l'anesthésie chloroformique la raideur musculaire du cou et du thorax persistent. Il enlève deux petites couronnes de trépan, ayant un diamètre de 3 à 4 millimètres, de chaque côté du crâne, au niveau de la partie supérieure des bosses frontales.

Par les perforations ainsi produites avec une aiguille longue de 3 centimètres et enfoncée dans la substance cérébrale, le Dr Borrel injecte 14 centimètres cubes de sérum antitétanique solidifié, qui a été dissous dans 5 centimètres cubes et demi de sérum normal. On injecte de la sorte 2 centimètres cubes et demi à gauche, et 3 centimètres cubes à droite, quantité qui représente 14 centimètres cubes de sérum antitétanique. L'opération dure à peine une demi-heure ; elle est d'une grande simplicité. Le malade se réveille ; on compte 34 respirations à la minute, 110 de pouls. Nous le voyons à dix heures du soir ; la température a monté à 39°,5. Le pouls est à 150, la respiration à 38. Le trismus est moins accusé, mais les paroxysmes sont plus rapprochés, plus intenses. La contracture a gagné légèrement les membres supérieurs et inférieurs.

La nuit a été agitée, la respiration est devenue plus haletante et plus fréquente.

Le malade meurt par arrêt de la respiration à sept heures du matin.

Nous avons pratiqué l'autopsie le lendemain matin. Après avoir enlevé la calotte crânienne et la dure-mère, nous constatons que la surface du cerveau présente une congestion intense ; mais au milieu de la troisième circonvolution frontale gauche, il y a une zone de l'étendue d'une pièce de 5 francs où la congestion est à son maximum, et se traduit par une surface rouge sombre. C'est le niveau de la piqûre ; écartant le sillon qui sépare la troisième de la deuxième frontale, nous constatons une petite zone de ramollissement cortical : et en pratiquant des coupes nous constatons qu'au-dessous la substance nerveuse est tout à fait intacte.

Du côté opposé, on voit nettement la portion du cerveau où a pénétré l'injection, sous la forme d'une zone jaunâtre ; là, il n'y a pas de ramollissement de la substance grise ou blanche ; ce qui nous fait croire que l'injection à gauche n'a pas pénétré dans le parenchyme, mais que l'aiguille s'est arrêtée au fond d'une scissure effleurant à peine l'écorce.

Signalons encore, au point de vue macroscopique, l'intégrité absolue du bulbe, de la protubérance et du cervelet.

Mais, au niveau du pied postérieur de la capsule interne gauche, près du genou, nous avons trouvé un petit foyer rouge, d'hémorragie cérébrale récente, de la grosseur d'un petit pois.

Du côté des organes thoraciques, signalons la parfaite intégrité du cœur ; une congestion intense des poumons, avec des noyaux de légère bronchopneumonie aux bases. Les reins, la rate, l'estomac, sont normaux.

OBSERVATION III

Garnier (*Presse médicale* du 24 Août 1898)

(Id. Guérison).

Le nommé A..., Joseph, âgé de 53 ans, charretier, entré le 6 juin 1898 à l'hôpital de la Porte-d'Aubervilliers, dans le service de M. Roger.

Cet homme est tombé malade le 5 juin ; déjà, depuis trois ou quatre jours, il ressentait un peu de gêne pour ouvrir la bouche, mais ce n'est que le 5 qu'il a dû quitter son travail. A ce moment, la contracture de la mâchoire est devenue permanente, et il éprouve des douleurs dans la nuque, la colonne vertébrale et les lombes. Nous le voyons au moment de son arrivée, c'est-à-dire le 6, à 11 heures du soir; nous constatons un trismus assez intense, mais le malade peut encore entr'ouvrir la bouche; il y a, de plus, de la raideur dans les muscles des membres inférieurs et du tronc; le pouls et la respiration sont calmes; la température est à 38°,9; il n'y a pas de crises convulsives douloureuses. Le malade est porteur de deux ulcères variqueux siégeant à la face interne de la jambe gauche. Le diagnostic de tétanos est évident; nous faisons de suite une injection de 10 centimètres cubes de sérum antitétanique dans les veines. Le lendemain matin, la température est tombée à 37°; il n'y a pas eu de crises convulsives; mais le malade est entièrement contracturé et se plaint de douleurs assez vives. M. Roger, qui voit alors le malade, confirme le diagnostic et prescrit deux lavements de chloral, un de 6 grammes le matin, et un autre de 4 grammes pour la soirée. Dans la journée l'état reste le même; le soir vers 9 heures, il se produit une petite crise douloureuse, généralisée, qui ne se renouvelle pas; la température est à 37°,4.

Le lendemain 8, l'état général est toujours bon; la crise convulsive d'hier soir est restée unique; aussi, devant la bénignité des symptômes, l'intervention est différée; on se contente de faire une nouvelle injection intra-veineuse de 20 centimètres cubes de sérum antitétanique, et on continue le chloral à la dose de 8 grammes en deux fois. Mais dans la journée, l'état du malade s'aggrave, d'autres crises convulsives apparaissent, qui se répètent la nuit suivante.

Le 9, la température est à 38°,2; les crises sont devenues très fréquentes et se répètent toutes les deux ou trois minutes. Le malade est en opisthotonos, tous les muscles sont fortement contracturés, les mâchoires ne s'entrouvent que difficilement, le thorax entier est immobilisé, les intercostaux sont pris, la respiration est uniquement diaphragmatique. L'intervention est décidée immédiatement. On fait prévenir M. Souligoux, chirurgien de garde. Une nouvelle injection de 20 centimètres cubes de sérum est faite sous la peau, et l'opération est pratiquée à 2 heures et demie. A ce moment les crises sont continuelles, on en compte 2 ou 3, à intervalles de cinq minutes, le pouls est à 100, fort et plein, mais la respiration est très fréquente, 44 par minute et uniquement diaphragmatique, le thorax immobilisé se meut en masse. L'opération se fait sans incident, l'anesthésie est obtenue par l'éther qui est bien supporté; les crises de contracture cessent et la respiration devient plus calme pendant le sommeil anesthésique. M. Souligoux pratique la trépanation au moyen d'une fraise de 6 à 7 millimètres, et l'injection est faite en plein tissu cérébral au niveau de la région frontale, en avant des circonvolutions rolandiques. MM. Borrel et Salimbeni avaient bien voulu venir assister à l'opération; ils avaient apporté du sérum antitétanique desséché, qui est de nouveau hydraté et solubilisé dans du sérum artificiel, on injecte alors dans chaque hémisphère 3 centimètres cubes du liquide ainsi préparé, soit 6 centimètres cubes en tout, correspondant à 15 centimètres cubes de sérum ordinaire. L'injection est poussée lentement par M. Borrel, au moyen d'une seringue à vis, qui permet de laisser tomber goutte à goutte le liquide dans la substance cérébrale. L'injection, d'abord pratiquée à gauche, est répétée à droite dans les mêmes conditions. Une fois le malade réveillé, la contracture et les crises douloureuses reparaissent, elles sont encore très fréquentes la nuit suivante.

Le lendemain matin, 10 juin, la température est à 38°,8, le pouls à 96, la respiration à 36. Le processus paraît donc nettement enrayé dans sa marche jusque-là croissante; une injection de 20 centimètres cubes de sérum antitétanique est pratiquée sous la peau. Le soir, la température tombe à 37°,6, le pouls à 84, la respiration reste toujours à 36 et uniquement diaphragmatique. On donne encore 10 grammes de chloral en deux fois.

Le 11, au matin, on constate une amélioration réelle, la température est à 37°,4, le pouls à 84, la respiration à 33; de plus, la nuit a été meilleure, et, de 8 heures à 5 heures du matin on n'a compté que 29 crises. Il est vrai que, vers le matin, les crises sont redevenues un peu plus fréquentes; on fait encore une injection sous-cutanée de 20 centimètres cubes de sérum antitétanique ; on continue les 10 grammes de chloral en lavement.

Le 12, l'amélioration est manifeste, la respiration est tombée à 27, le pouls est toujours à 84 ; la quantité d'urine, qui était au-dessous du litre depuis le début de la maladie, est aujourd'hui de 1,200 centimètres cubes ; néanmoins, en fait encore, par prudence, une injection de 20 centimètres cubes de sérum antitétanique pour neutraliser la toxine qui peut toujours se produire au niveau de la plaie, et on donne 8 grammes de chloral.

Les jours suivants, l'amélioration persiste ; le malade a un peu de sommeil calme dans la nuit du 12 au 13 ; les crises existent encore, mais diminuent de fréquence et d'intensité ; c'est ainsi que, dans la nuit du 13 au 14, le malade n'a pas de crises entre huit heures et minuit, et 6 seulement de minuit à six heures du matin. Dans la journée, elles paraissent un peu plus fréquentes. Le chloral est continué à la dose de 4 grammes jusqu'au 18. Le 15, la température remonte à 38°,2, les crises sont devenues un peu plus fréquentes, la respiration est remontée à 33, néanmoins le malade a 1,500 centimètres cubes d'urine et cette légère poussée est terminée le lendemain. Les plaies opératoires sont en bon état et sont pansées au collodion. Le 20 juin, nouvelle poussée fébrile à 38°,4 ; les symptômes tétaniques sont toujours en voie d'amélioration, mais le malade a un peu de délire tranquille. Le 22, la contracture a notablement diminué ; le malade peut remuer la tête de droite à gauche ; les mâchoires s'écartent plus facilement ; on commence à alimenter davantage le malade (potage, œufs) ; mais les membres inférieurs sont encore complètement immobilisés et contracturés. Les ulcères variqueux sont en voie de cicatrisation ; mais le malade présente, à la région sacrée, une escarre grande comme la paume de la main, que l'on panse à la poudre de Lucas-Championnière. A partir du 26, les petites crises douloureuses qui revenaient encore de temps en temps, ont complètement cessé ; le malade peut se remuer un peu dans son lit ; il peut mâcher la viande. Mais depuis le 21, le malade présente des troubles cérébraux ; la nuit, il rêve de son métier, crie et appelle constamment ; dans la journée, il a un délire plus tranquille ; il se croit occupé à son travail ordinaire et prend les élèves du service et les infirmiers pour ses compagnons ; néanmoins, avec un peu d'insistance, on arrive à le ramener à la réalité et à obtenir des réponses sensées. En même temps que ce délire professionnel on note certaines tendances érotiques ; c'est ainsi que dans la nuit du 3 juillet, le malade se lève, et on le trouve exhibant ses organes génitaux et cherchant à pénétrer dans une chambre d'isolement voisine de la sienne et occupée par une femme. Cette tendance à l'exhibitionnisme ne persiste que quelques jours ; bientôt le délire se calme et disparaît ; il ne reste plus qu'un peu d'agitation et d'inquiétude. A partir du 5 juillet, on peut lever le malade dans la journée ; il peut marcher, quoique difficilement ; les jambes restent raides ; mais bientôt la liberté des mouvements revient ; il peut se lever et s'habiller seul ; les derniers signes d'excitation cérébrale disparaissent et, le 12 juillet, le malade peut être considéré comme guéri.

OBSERVATION IV

ROBERT (*Presse médicale*, 31 Août 1898)

(Id. Mort).

Le 9 août 1898, à deux heures de l'après-midi, entre dans le service de M. Roger, à l'hôpital de la Porte-d'Aubervilliers, le nommé Auguste P..., âgé de 56 ans, déjà en état de contracture. P..., ouvrier dans une fabrique de colle, travaille au milieu de débris d'animaux. Il s'est blessé à la paume de la main, il y a trois semaines, avec un morceau d'os ; il montre une cicatrice au niveau de la racine du médius, à droite. Porteur de volumineuses varices, il a eu un ulcère variqueux actuellement cicatrisé. Le malade n'a remarqué aucune modification récente du côté de ces cicatrices. Une hernie inguinale gauche, datant de 15 ans, est parfaitement réductible. Sur la face dorsale du pied droit, on remarque un cancroïde de la grosseur d'une noix.

Sur le visage et aux mains, nombreuses traces de brûlures survenues il y a 3 ans avec un acide fort. Les artères sont athéromateuses.

Le début remonte au 8 août, la veille au matin. A ce moment, le malade a ressenti de la gêne dans la mastication et dans l'articulation des mots, en même temps qu'un peu de céphalée, sans autres accidents. La raideur du cou le réveille dans la nuit.

Au moment de son entrée à l'hôpital, bien que le début des accidents ne remonte pas à plus de 24 heures, on constate déjà du trismus et de la raideur de la nuque. La langue ne peut plus être tirée entre les arcades dentaires, la tête est en extension forcée, arc-boutée sur l'oreiller. Temp., 38°,6.

On donne 4 grammes de chloral en lavement, on fait une injection sous-cutanée de 40 grammes de sérum antitétanique. On décide de pratiquer l'injection intra-cérébrale et on prévient M. Sébileau, chirurgien de garde, et M. Borrel.

La trépanation est faite à 7 heures du soir. Deux petites ouvertures sont pratiquées, une de chaque côté, au niveau de la partie moyenne de la deuxième circonvolution frontale. Elles permettent juste l'introduction de la canule, de la seringue à sérum (2 ou 3 millimètres de diamètre). Comme dans le cas publié par M. Garnier, M. Borrel, qui a bien voulu assister à l'opération, fait, dans le tissu cérébral, une injection de sérum antitétanique desséché, puis hydraté et solubilisé dans du sérum artificiel. 7 centimètres cubes sont injectés goutte à goutte au moyen d'une seringue à vis. Il y eut de la cyanose au début de la chloroformisation et le trismus persista constamment pendant le sommeil chloroformique, au point que la langue ne pouvait être saisie que par une brèche latérale des arcades dentaires. Durée de la chloroformisation, 45 minutes environ. On remarque au moment de l'opération un certain degré de contracture du bras droit.

Dans la nuit du 9 au 10, le malade éprouve quelques secousses douloureuses qui montent de l'aine vers le thorax, en amenant une contraction tonique de quelques secondes, très douloureuse, provoquant des gémissements. Les crises se rapprochent le matin et chaque interrogatoire du malade en fait naître une nouvelle.

Le trismus est très intense, la contracture pharyngienne apparaît, rendant difficile le passage du lait. Tel est l'état du tétanique le 10 au matin. On constate, de plus, que la contracture du bras droit, déjà remarquée la veille, s'est accentuée. Le biceps forme une corde très dure du côté droit.

Temp., 38°. Pouls, 124.

Vers dix heures, le malade arrive à déglutir un peu de lait. Son état ne paraît pas plus grave quand, brusquement, à onze heures, il est pris de quelques mouvements convulsifs rapides et meurt.

L'autopsie, pratiquée le lendemain matin 11 août, révèle les lésions suivantes :

Au niveau des points trépanés, légère hémorragie sous-cutanée. A l'ouverture du crâne, on trouve : sur la pie-mère, à droite, une ecchymose de la grosseur d'une grosse tête d'épingle ; à gauche, un épanchement de la grandeur d'une pièce de 1 franc, correspondant à la partie moyenne de la 2e circonvolution frontale. La longueur de cet épanchement, purement méningé, est de 2 centimètres environ, de haut en bas. On remarque de l'œdème de la pie-mère à la surface des circonvolutions motrices à gauche. Après avoir dépouillé la surface de la substance grise de son revêtement méningé, on trouve : à gauche, une piqûre imperceptible ; à droite, deux piqûres, l'une sur la 2e circonvolution frontale, l'autre à 3 millimètres plus loin dans un sillon. Ce sont deux points du même trajet, qui est en séton par rapport à la circonvolution. A la coupe, on découvre, à gauche, une cavité insignifiante de la grosseur de l'aiguille ; à droite, un foyer sous-cortical. Ce foyer sous-cortical présente le volume d'une grosse noisette, il est rempli de sang liquide, ses parois sont lisses, et couvertes d'un piqueté hémorragique.

Le foie est à peu près normal. Le péricarde renferme un peu

de liquide hémorragique. L'aorte est légèrement dilatée, presque sans athérome. La valvule mitrale est un peu scléreuse, on trouve de l'athérome autour des coronaires. La hernie inguinale gauche est incisée couche par couche ; le sac ne contient pas de liquide, l'intestin est absolument normal. Il n'y a pas de lésions macroscopiques des autres organes.

On introduit sous la peau d'un cobaye un fragment du sac herniaire ; sous la peau d'un second, un lambeau correspondant à la cicatrice de la main droite. Enfin, un troisième reçoit un fragment du cancroïde du pied. Le premier cobaye meurt de septicémie : on ne trouve pas de bacilles tétaniques dans le pus qui s'est formé au niveau du point d'inoculation. Le second cobaye meurt de gangrène gazeuse, le troisième survit.

OBSERVATION V

L. Ombrédanne (*Presse médicale* du 3 Septembre 1898)

(Id. Guérison).

Le nommé J..., Eugène, âgé de 11 ans, est entré le lundi 25 juillet, dans la soirée, à l'hôpital des Enfants-Malades, salle Giraldès, lit n° 11, dans le service de M. Lannelongue.

C'est un garçon bien constitué, qui semble intelligent ; il ne porte trace d'aucune tare héréditaire et n'a pas de passé pathologique. Ses parents, à son entrée, racontent à l'interne de garde que, quatre jours avant, il aurait fait une chute ; il serait tombé d'un échafaudage haut d'environ 3 mètres. C'est depuis ce moment qu'il est mal à son aise, et c'est cet accident que les parents incriminent. Notre collègue constate seulement une très légère contracture des extenseurs du rachis quand on remue le malade, et un peu de raideur dans la mâchoire ; il prescrit 2 grammes de chloral.

Nous examinons l'enfant le lendemain matin 26 juillet. En le découvrant, nous constatons au-dessous du genou gauche une excoriation de la taille d'une lentille, reposant sur une base rouge et tendue, présentant les caractères de l'œdème inflammatoire, et recouverte d'une croûte sèche, jaunâtre, sous laquelle il ne semble pas y avoir de pus.

Cette lésion date du 16 juillet (neuf jours avant son entrée, par conséquent), et provient d'une chute dans la rue : il pleuvait, l'enfant a glissé et son genou a porté sur le bord du trottoir ; les parents lui ont fait un pansement sommaire avec un peu de toile et de la pommade camphrée.

Le malade accuse seulement un peu de céphalalgie ; la lumière l'incommode, néanmoins il ne fait aucun effort pour l'éviter ; il semble un peu apathique.

Sa température est de 37°,6 ; le pouls est un peu accéléré. Lorsqu'on cherche à asseoir l'enfant, les muscles de la nuque et du rachis se contracturent, le tronc s'infléchit en opisthotonos. Il n'y a pour ainsi dire pas de trismus ; l'enfant arrive à ouvrir largement la bouche, avec quelque peine, il est vrai. Il boit facilement, avale bien sa salive. Les membres supérieurs sont libres et souples, le malade s'en sert ; mais le thorax semble peu mobile dans les mouvements d'inspiration ; les respirations sont de fréquence et de type normaux. Le ventre est souple, non douloureux. Les membres inférieurs semblent un peu raides, mais se laissent pourtant très facilement fléchir.

Il n'y a pas de contractures paroxystiques, pas de crampes douloureuses. L'enfant est constipé. Les urines sont normales, comme qualité et quantité.

Nous songeons à une méningite cérébro-spinale, diagnostic vers lequel nous faisait pencher l'existence du signe de Kernig que nous avions cru trouver ; mais nous l'avions, paraît-il, mal cherché, laissant l'enfant couché, en fléchissant la cuisse sur le tronc, et en explorant, dans cette attitude, les mouvements de flexion et d'extension de la jambe sur la cuisse. Deux de nos maîtres confirment notre diagnostic et nous engagent, néanmoins, à montrer notre malade à M. Netter.

Le lendemain 28, notre collègue et ami Cavasse, interne de M. Netter, examine notre malade et nous montre que le signe de Kernig n'existe pas si on le recherche correctement, c'est-à-dire en asseyant l'enfant pour chercher à provoquer la flexion de la jambe sur la cuisse, flexion qui se produit spontanément et qu'on ne peut faire disparaître tant que l'attitude du tronc reste la même.

Le trismus semble avoir un peu augmenté ; néanmoins nous continuons à donner à l'enfant un bain à 38° pendant dix minutes, toutes les trois heures. Il n'a pris aucun autre médicament que les 2 grammes de chloral de sa première nuit.

Le 29, l'état est stationnaire. On fait, dans l'après-midi, la ponction lombaire.

Le 30, au matin, l'état du malade s'est aggravé. L'orbiculaire des lèvres est contracté, la bouche proémine en avant, les sillons naso-labiaux sont creusés. Le ventre est dur et contracté. Son exploration provoque une légère secousse dans les membres qui se raidissent un instant, en même temps qu'apparaît de la rougeur de la face. En présence de cette contracture spasmodique, la première que nous constations, en face du facies du malade avec rictus spécial, le diagnostic du tétanos s'impose maintenant. Le trismus a augmenté. Aussi, bien que l'examen direct du produit du grattage de l'excoriation n'ait pas montré de bacilles de Nicolaïer, nous injectons, en une fois, sous la peau du ventre, 40 centimètres cubes de sérum antitétanique, tandis que nous envoyons un exprès demander aux parents l'autorisation d'opérer.

A 2 heures, le trismus a augmenté, le thorax est contracturé en masse, la circulation veineuse se dessine à sa surface. L'abdomen est complètement contracturé ; on provoque une vive douleur et une contracture spasmodique en appuyant du doigt au niveau de toutes les insertions du diaphragme.

L'enfant boit encore à la cuiller ; néanmoins, à trois reprises, il n'a pu avaler et le liquide a été rejeté. Les membres supérieurs sont souples, les membres inférieurs toujours peu intéressés ;

mais lorsqu'on soulève le malade, il se raidit comme une barre, en même temps que la face se contracture.

M. Borrel est venu voir notre malade : le diagnostic ne fait pour lui aucun doute.

A 5 heures, nous avons l'autorisation d'intervenir.

A 6 heures, guidé par MM. Roux et Borrel, qui ont bien voulu venir nous aider de leurs conseils, nous injectons de chaque côté dans le cerveau environ 3 centimètres cubes de la solution que nous prépare M. Roux, au moyen de sérum desséché, dissous au moment même de l'injection.

L'acte opératoire est le suivant : chloroforme, tête rasée et nettoyée. De chaque côté, nous pratiquons une incision antéro-postérieure de 1 centimètre de longueur, située à environ 4 centimètres de la ligne médiane et à 4 centimètres au-dessus des bosses frontales, intéressant tout le cuir chevelu. Puis, avec un drille dont la mèche est munie d'un arrêt pour limiter la pénétration, nous perforons le crâne. Bien perpendiculairement, nous introduisons alors à 3 centimètres de profondeur, en plein cerveau, l'aiguille d'une seringue de Roux, aiguille capillaire montée sur un tube de caoutchouc. Mais le tube est ajusté sur une seringue à instillation, où la course du piston est obtenue par un mouvement de vis de sa tige : l'injection passe ainsi goutte à goutte avec une grande lenteur et une grande régularité. M. Borrel, qui pousse l'injection, met environ dix minutes à introduire 3 centimètres cubes. L'opération est répétée du côté opposé d'une manière identique. L'introduction du sérum dans le cerveau, en un point qui doit être la 2e frontale, n'a été accompagnée d'aucun phénomène appréciable.

Puis nous plaçons un point de suture sur chaque incision. Pour tout pansement, un peu de coton hydrophile collé sur les bords avec du collodion. Sur le centre, un peu de sublimé à 1/1000e maintient le coton humide.

M. Roux prélève la croûte qui recouvre l'excoriation pour l'inoculer à un cobaye. Mais on a déjà gratté la petite plaie deux jours avant pour faire un examen direct, resté négatif.

A neuf heures du soir, l'enfant est agité ; il se plaint de sa poitrine. Le pouls est irrégulier, rapide, tantôt à 100, tantôt s'accélérant jusqu'à 140. La respiration est régulière, 27 par minute. L'excitabilité du malade semble considérable. Le bruit que nous faisons en posant notre montre sur la tablette de fer placée à la tête du lit provoque une contracture.

Néanmoins, les contractures permanentes n'ont pas gagné en étendue. Pas de crampes douloureuses, sauf aux insertions du diaphragme.

Le 31 *juillet,* au matin, nous trouvons le malade dans le même état. Dans la journée, il dort deux ou trois heures. A trois reprises, il a encore eu des contractures spasmodiques. Somme toute, état absolument stationnaire. A cinq heures et demie du soir, injection sous la peau du ventre de 20 centimètres cubes de sérum antitétanique.

Le soir, respiration régulière, même état ; le thorax et l'abdomen sont toujours contracturés.

Le 1er *août,* apparition sur le tronc et les cuisses d'une éruption caractérisée par une teinte rosée de la peau avec un piqueté rouge et serré. Etat stationnaire au point de vue des contractures. Le malade est redevenu calme ; pas de troubles psychiques. Urines assez abondantes.

Le 2 *août,* l'éruption a légèrement pâli. Le facies est plus calme, l'orbiculaire notablement moins contracturé, les traits moins tirés. Les membres sont tout à fait souples ; le thorax et l'abdomen sont toujours contracturés. L'enfant cause, ne souffre pas, est gai et se dit guéri.

Le 4 *août,* l'état du malade n'est guère modifié, le ventre est peut-être un peu moins dur ; l'enfant est gai, boit du bouillon, du lait.

Le 8 *août,* une selle spontanée, sans lavement. On continue à l'alimenter davantage.

Le 9 *août,* l'enfant se lève, dix jours après l'injection intra-cérébrale. Il marche les bras et les jambes raides comme un bonhomme en bois, et parle sans desserrer les dents. On est obligé de le soutenir.

Le 10 *août,* il se promène seul dans la salle en se soutenant aux lits.

La raideur des membres de la mâchoire, et surtout du tronc, ne disparaît que lentement.

L'enfant quitte l'hôpital le 25 août, semblant complètement guéri ; son ventre même semble avoir repris sa souplesse ; pourtant sa physionomie garde encore un aspect grimaçant, dû à l'effacement incomplet des contractures de la face.

OBSERVATION VI

Heckel et Reynès (*Presse médicale* du 7 Septembre 1898)

(Id. Mort).

Petit Em., 18 ans, portefaix, s'est employé dans la semaine du 8 au 16 août à débarquer d'un paquebot des caisses dont les clous l'ont égratigné aux membres supérieurs et inférieurs ; il a, à la même époque, balayé et placé dans des sacs des fumiers provenant de différents animaux (chevaux, moutons, etc.) ; aucun traumatisme grave.

Le 15 août, à 7 heures du matin, Petit s'éveille avec un peu de gêne dans les mouvements de la mâchoire inférieure, et une douleur légère « des reins », qui lui semblent, dit-il, moins souples qu'à l'ordinaire. Cependant, il vaque à ses occupations, tant bien que mal, jusqu'à 4 heures du soir. A ce moment, ses membres inférieurs raidis ne permettent pas la station debout sans fatigue. Il se fait transporter chez lui où il se met au lit. La nuit se passe sans aucun phénomène nouveau. Au jour, des contractures douloureuses se produisent dans les muscles de la cuisse et du dos. Cet état se maintient sans modification jusqu'à 2 heures du soir (16 août) ; le malade se décide alors à se faire porter à l'Hôtel-Dieu où nous l'examinons à 5 heures.

État du malade à son arrivée, 15 août. Lundi. — Il est

grand, paraît vigoureux et intelligent, et répond bien et sans trop grande difficulté, malgré un trismus qui permet à peine un centimètre d'écartement inter-maxillaire. Les téguments des extrémités supérieures et inférieures portent de très nombreuses éraflures, de quelques millimètres à quelques centimètres de longueur, intéressant l'épiderme, recouvertes de minces croûtes linéaires, brunâtres, sèches. Le malade est rigide dans son lit, sur le plan duquel il ne repose à certains moments que par les talons et les épaules ; c'est déjà l'apparition de contractures, rares encore, mais assez fortes pour incurver le corps du malade en opisthotonos et projeter chaque fois le bassin en avant par un mouvement rythmique. Le trismus s'exagère si on essaie d'abaisser le maxillaire inférieur, la « tigedite » cervicale est complète : le masque sardonique apparaît seulement au sommet de la déglutition ou de la toux.

Les membres supérieurs sont souples et libres dans tous leurs mouvements. La déglutition se fait bien, mais amène avec elle quelques contractures des peauciers de la face. Le faciès est bon, le visage coloré, les yeux brillants, l'intelligence intacte. Pouls ample et fort, 90 pulsations. Respiration facile (28). Température centrale (38°). Rythme des contractures régulier (une toutes les cinq minutes, à peu près).

Rien ne manquant à l'histoire étiologique et clinique du tétanos, nous décidons une intervention suivant la méthode sérothérapique de Roux et Borel, abandonnant dès le début tout espoir d'arrêter par la thérapeutique ordinaire un tétanos dont la marche rapide se dessine avec tant de netteté.

Mardi 16 *août*, minuit. — Temp. centrale, 38°,4 ; P., 110 ; R., 30. Le malade, non délirant, est cependant très agité. Les contractures toniques des membres inférieurs ne rétrocèdent pas ; la tête est encore mobile dans le sens latéral. Le trismus est complet. La déglutition se fait toujours, et le malade ne cesse de demander à boire. Diaphorèse considérable. Oligurie (200 centimètres cubes) depuis le matin. Les contractures des muscles sacro-lombaires sont légères, celles des droits antérieurs de l'abdomen très rigoureuses; les masses musculaires des cuisses précipitent leurs contractions (adducteurs, couturiers, quadriceps, etc. (quatre ou cinq fois par minute). Le malade souffre un peu de douleurs localisées dans la région inguino-crurale; la respiration s'est accélérée; on note quelques contractures rares des muscles expirateurs, qui coupent brusquement la parole au patient. Enlevé de son lit pour être placé sur la table d'opération, il est entièrement rigide et arqué en opisthotonos. Temp. immédiatement avant l'intervention, 38°,5; P., 120 : Respiration, 50.

Intervention (pratiquée le mercredi matin, 17 août, 2 h. 1/2, avec l'aide de M. Acquaviva, prosecteur, interne des hôpitaux). Le malade anesthésié (chloroforme), nous suivons de point en point le procédé opératoire de Quénu. Incision cutanée ovalaire, à 6 centimètres au-dessus de l'apophyse orbitaire. Trépanation (couronne-scie de 10 millimètres) sur l'hémisphère gauche; l'un de nous introduit dans cet hémisphère, à travers les méninges incisées et à 5 centimètres et demi de profondeur, la grande aiguille de l'aspirateur Potain montée sur la seringue de Roux. Sa direction est normale au plan de l'ouverture du trépan. Injection lente (6 minutes) de 2 centimètres cubes et demi de solution de sérum sec dans l'eau froide. Même opération sur l'hémisphère droit dans lequel on injecte 3 centimètres cubes et demi en quatre minutes. Sutures cutanées. Pansement à l'iodoforme.

Phénomènes observés pendant la ponction et l'injection intracérébrales. — 1° Hémisphère gauche: immédiatement avant la ponction, les pupilles sont en position intermédiaire. P., 110; R., 40; T., 38°,4.

L'aiguille mise en place, et avant même que l'injection soit poussée : P., 66 ; Resp., 30; pupilles punctiformes. Pendant l'injection, pouls 50. Resp., 30 (superficielle). Dès que l'aiguille est retirée, les pupilles se dilatent. Cinq minutes après, P., 66; pupilles dilatées. Resp., 30.

2° Hémisphère droit: Avant la ponction, P., 100; pupilles en position intermédiaire, respiration, 38.

Dès que l'aiguille est en place, le pouls tombe à 90°; la respiration à 28, les pupilles se contractent. Pendant l'injection, le pouls passe successivement de 66 à 60, puis à 54, pour se relever, aussitôt l'aiguille retirée, à 120, puis 140. Cinq minutes après, il est à 100. Comme pour l'hémisphère gauche, les pupilles, d'abord contractées, se sont dilatées aussitôt après le retrait de l'aiguille. Le nombre des respirations, d'abord abaissé, a repris aussitôt sa valeur primitive.

A 3 heures 10 du matin, tout est terminé. Le malade s'est bien comporté sous le chloroforme dont l'action avait réduit toutes les contractures et molli la raideur cervicale.

Température après l'intervention, 38°,3. Respiration, 40; Pouls, 113. Urines préopératoires : pas de pigments; hypoazoturie, 10gr,130. Acide phosphorique libre et combiné, 1gr 75. On injecte sans résultat à un lapin de 1,800 grammes 33 centimètres cubes d'urine par la veine marginale.

Evolution clinique post-opératoire. Mercredi matin 17 août, 3 h. 1/2. — Le malade se sent bien et il semble qu'il ait supporté la chloroformisation mieux qu'un opéré ordinaire; il n'a pas de vomissements, pas d'hébétude. L'excitation cérébrale est très manifeste, les yeux sont brillants et très mobiles. Sueurs profuses. Le malade boit beaucoup et déglutit sans gêne. Les contractures se sont rétablies aussitôt que le malade a échappé à l'influence du chloroforme. Cet état se maintient pendant cinq heures environ, mais, vers 8 heures du matin, une contracture assez durable des muscles inspirateurs se produit, qui met la vie en danger. La température se maintient très élevée (constamment autour de 40 et même atteint un moment 41°). Cependant la tête n'est aucunement douloureuse, et le malade, bien qu'avec difficulté, montre, par l'à-propos de ses réponses, l'intégrité de ses fonctions psychiques.

11 heures du matin. — Les contractures deviennent de plus en plus fréquentes (30 par minute). La déglutition se fait encore, mais entraîne après elle une généralisation descendante des contractures. Le moindre souffle, le plus petit bruit, produisent

des contractions toniques dont la durée est chaque fois plus longue.

Le traitement médical a été celui du malade de Quénu et Chauffard, et l'absence de douleurs violentes nous a permis de nous abstenir de morphine, chloral, etc. Boissons abondantes, lait, grogs, glace. Isolement.

Mercredi soir. — Le pouls est rapide, la tension artérielle paraît diminuée : injection de sérum artificiel (500 centimètres cubes). L'état général est, au total, moins bon que la veille, et le pronostic s'assombrit.

En effet, la température, prise d'heure en heure, se maintient en plateau au-dessus de 40 degrés ; le pouls, faible, mais régulier cependant, est à 130. Les mouvements respiratoires sont nombreux (50), le facies est celui des infections plutôt que le facies tétanique. Diminution des sueurs, oligurie (250 centimètres cubes dans la journée). A onze heures du soir, l'un de nous injecte 20 centimètres cubes de sérum antitétanique sous la peau ; les urines sont analysées : pas de sucre, pas d'albumine, pas de pigments biliaires, urée ; 9gr,250. Acide phosphorique libre et combiné : 2 grammes.

Jeudi 18 *août*. — Tout se maintient en l'état. T., 41 degrés ; pouls 140, contractions fréquentes (20 à 35 par minute) ; respiration irrégulière (40 à 60). Le malade reçoit de nouveau 20 cen-mètres cubes de sérum antitétanique par la voie hypodermique. Vers le soir, les contractures paraissent diminuer, le facies sardonique apparaît, les muscles du thorax sont presque immobilisés (respiration diaphragmatique) et le malade meurt de syncope à sept heures du soir, quarante et une heures après l'intervention et quatre-vingt-quatre heures après le début symptomatique de son tétanos.

Autopsie. — Seize heures après la mort, nous enlevons le cerveau enveloppé de ses méninges, qui apparaissent saines et à peine plus vascularisées qu'à l'ordinaire ; aucune trace de méningite.

Les trépanations n'ont pas porté sur des points symétriques

des deux hémisphères. A droite, l'aiguille a percé le cerveau, à 1 centimètre en avant de la perforation gauche.

Le cerveau est placé dans un bocal contenant 10 litres de formol à 15/1000e et emporté à Paris, où il est ouvert quatre jours plus tard à l'Institut Pasteur. Pour des raisons extra-scientifiques, l'autopsie n'a pu être complétée par l'examen du thorax et de l'abdomen.

Ouverture du cerveau. — Elle est pratiquée en présence de MM. Roux, Marmorek et Lesage. La matière cérébrale est déjà assez ferme pour qu'on puisse la couper au rasoir. Les trépanations ont porté à droite : sur le milieu de la portion frontale de la 2e circonvolution frontale, au niveau du sillon frontal moyen, en avant du centre de l'agraphie ; à gauche, dans le 2e sillon frontal, au point où il se termine sur la frontale ascendante, au-dessous du centre de l'agraphie, au-dessus de celui de l'aphasie, en avant du centre moteur du membre supérieur (pouce), en avant et au-dessus du centre moteur de la langue et de la face (facial supérieur). Il reste à peine une trace visible de la ponction sur le cortex, surtout à droite, où cette trace est rouge. Des coupes verticales, puis horizontales du cerveau, nous montrent à droite le trajet de l'aiguille à peine visible, il contient un peu de sang ; il se termine à quelques millimètres en avant du prolongement frontal du ventricule latéral par un petit foyer hémorragique de la grosseur d'un grain de blé. Dans l'hémisphère gauche, il nous a été impossible de retrouver le chemin de l'aiguille.

OBSERVATION VII résumée (1)

L. Delmas (*Presse médicale* du 17 Septembre 1898)

(Id. Mort).

Le jeune L..., Ernest, âgé de quatorze ans et demi, petit clerc

(1) Observation recueillie dans le service de M. Parelle, chirurgien de l'hôpital civil de Versailles.

d'avoué, entre le 15 août à l'hôpital civil de Versailles, dans le service de M. Parelle. Ce jeune homme avait fait une chute d'une échelle sur le sol, d'une hauteur de 3 mètres environ, chute dans laquelle il se fit une fracture des deux os de l'avant-bras droit, avec une plaie, située au-dessus du trait de fracture à la partie antérieure de l'avant-bras, mais ne communiquant pas avec la fracture elle-même. Après un examen attentif et une antisepsie soignée, la plaie, qui ne présentait rien d'anormal, fut suturée. Les jours suivants, le malade allait aussi bien que possible lorsque, le 19 août, il se forme un phlegmon du bras. Les deux points de suture sont immédiatement enlevés, la plaie débridée et le bras mis dans des bains prolongés de sublimé.

Le 20 *août*, nouveau débridement. Bains prolongés de sublimé et pansements humides. Le malade passe une bonne nuit.

Le 21 *août*, les bains locaux de sublimé sont continués.

La suppuration est beaucoup moins forte et diminue sensiblement. Mais, dans la nuit du 21 au 22, le malade devient très agité et présente les premiers symptômes du tétanos.

Le 22 *août*, au matin, trismus intense mettant le malade dans l'impossibilité absolue d'écarter les mâchoires. Alimentation solide impossible ; mais les liquides passent facilement. Pas de dysphagie. La température s'élève à 38°. Les muscles de la tête et de la nuque se contractent et le malade ne peut tourner la tête, immobilisée sur son oreiller. Rire sardonique. Pas de dyspnée. Le malade répond, quoique avec peine, aux questions qui lui sont posées. On l'isole à l'abri de la lumière et du bruit et on lui prescrit une potion avec :

Bromure de potassium. . . . } āā 4 grammes.
Chloral. . . . . }

Cette potion lui procure un peu de repos ; mais l'accalmie est de courte durée et les accidents se reproduisent presque aussitôt, plus intenses.

Le soir, la température s'élève à 38°,8. Nuit très agitée.

Le 23 *août*, matin, température, 39° ; pouls, 130 ; respiration, 42. La dose de chloral et de bromure est augmentée et portée à 6 grammes.

Depuis l'apparition des premiers symptômes, le malade n'a pas eu de selles et la quantité d'urine n'est pas supérieure à 200 grammes.

C'est alors qu'on fait prévenir M. Roux qui s'empresse de pratiquer, lui-même, l'injection intra-cérébrale de sérum antitétanique. L'opération se fait à 6 heures du soir sans incident. MM. Salimbeni et Debains, qui avaient apporté le sérum, assistaient à l'opération. La tête est rasée et aseptisée, et le malade est endormi sous le chloroforme qu'il supporte très bien. Pendant le sommeil anesthésique, les crises de contractures cessent et la respiration devient plus calme. Après une injection sous-cutanée de 20 centimètres cubes de sérum à droite et à gauche de l'ombilic, M. Parelle fait une petite incision du cuir chevelu, de 1 centimètre de longueur, et allant d'emblée jusqu'à l'os ; on trépane avec un petit foret à main ; l'aiguille est enfoncée de quelques centimètres dans la deuxième circonvolution frontale droite et M. Roux pousse lentement l'injection qui dure environ dix minutes. La plaie cutanée est suturée, et l'opération est renouvelée du côté gauche. Pendant l'injection, il ne se produit ni hémorragie, ni phénomènes particuliers. Au réveil, la contracture et les crises douloureuses reparaissent, qui mettent le malade en opisthotonos avec trismus, rire sardonique et une raideur excessivement douloureuse de la région cervico-dorsale.

Le 23 *août,* à 8 heures du soir, température, 38°,7 ; pouls, 120 ; respiration, 40.

A 9 heures et demie, température, 38°,8 ; pouls, 120 ; respiration, 40. Contractures permanentes des muscles de la nuque et du dos. Les jambes sont à demi fléchies sur les cuisses dont les muscles ont des contractures spasmodiques. Légère incurvation du corps à gauche. La respiration, quoique rapide, est assez régulière, mais haletante : inspiration et respiration plus courtes que dans l'état normal. Les accès convulsifs affectent surtout le rythme respiratoire qui tend à devenir celui de Cheyne-Stokes.

Espace de Traube normal. Pouls régulier, fréquent, assez plein. Peau dans un état constant de moiteur.

Tel est l'état du malade jusqu'à 10 heures et demie du soir. Dès lors, son état s'aggrave.

A 11 heures du soir, température, 38°,9 ; pouls, 125 ; respiration, 42.

A minuit, température, 39° ; pouls, 125 ; respiration, 15.

A 3 heures du matin, température, 39°,2 ; pouls, 120 ; respiration, 48. A ce moment survient une crise beaucoup plus forte que les autres, après laquelle le malade peut à peine parler.

A 5 heures du matin, autre violente crise, à la suite de laquelle le malade, cyanosé, ne parle plus et perd toute connaissance.

A 7 heures et demie, température, 40 ; pouls, 130 ; respiration, 48. Dyspnée intense, spasme du pharynx et de la glotte, et mort.

A l'autopsie, on trouve un peu de congestion des capillaires de la pie-mère ; les artères cérébrales et les ventricules n'offrent rien de particulier. Très faible congestion avec un peu d'œdème de la substance cérébrale. A l'endroit de l'injection (partie moyenne de la deuxième circonvolution frontale droite), on remarque, à droite, un piqueté hémorragique très abondant ; à gauche, il existe dans la matière cérébrale une petite cavité de la grosseur d'un pois, remplie de sang, autour de laquelle on trouve également un piqueté, moins abondant qu'à droite. Dans les sinus de la base du crâne, rien de particulier, sauf quelques coagula fibrineux de l'agonie.

Le cœur n'offre rien de spécial. La quantité de liquide contenue dans la cavité péricardique est à peu près normale. L'endocarde pariétal ne présente aucune lésion ; les valvules et la cavité du cœur sont normales. Il existe seulement un léger rétrécissement de l'aorte.

Quant aux poumons, on remarque des hémorragies sous-pleurales ; il n'y a pas d'œdème pulmonaire, mais un peu d'hypostase. Adhérences pleurales. Le sommet du poumon droit est très fortement adhérent, à tel point que l'on ne peut rompre ces adhérences sans entraîner la plèvre. On y constate, en outre, la présence de grands foyers tuberculeux indurés, autour desquels existent d'autres foyers plus jeunes et plus petits. Dans les ganglions péribronchiques, caséification et même calcification. Dans le poumon droit, quelques foyers de broncho-pneumonie.

Le poumon gauche ne présente rien de particulier, sauf l'hypostase constatée sur l'autre poumon ; sommet sain.

L'appareil digestif est normal, ainsi que le foie et la rate ; il existe seulement de la périhépatite et de la périsplénite adhésive chronique. L'épiploon est un peu adhérent.

Du côté de l'appareil urinaire, on observe une légère tuméfaction du rein, avec épithélium pâle et trouble ; néphrite au début.

Enfin, autour de la plaie de l'avant-bras droit, il existe un foyer d'infection avec gangrène musculaire. L'examen microscopique du liquide, recueilli dans cette plaie, démontre la présence de vibrions septiques, associés à d'autres microbes et au bacille de Nicolaïer.

OBSERVATION VIII

Personnelle (Guérison).

Recueillie dans le Service du Dr Vilon, Hôpital civil de Versailles.

B... Jules, 47 ans, journalier, entre le 12 septembre 1898, salle Saint-Philippe, pour une gangrène du pied consécutive à un anévrisme poplité.

Pas d'antécédents héréditaires particuliers.

Antécédents personnels. — Le malade a fait son service militaire en Afrique ; il y contracte la fièvre typhoïde, puis est atteint d'une hémiplégie qui motive son renvoi. Il fait la campagne de 1870 pendant laquelle il a souffert du froid. C'est un individu robuste, mais déjà artério-scléreux, comme en témoignent son tracé sphygomographique et sa tension artérielle. Il est légèrement *minus habens*.

Au mois de mars 1898, il se fait, à la suite d'un faux pas, une entorse du genou droit suivie immédiatement d'un épanchement sanguin sous-cutané considérable de la totalité du membre inférieur. Il séjourne trois semaines à l'hôpital et en sort, malgré l'avis du chef de service, incomplètement guéri en conservant dans le creux du jarret une tuméfaction qui gêne la marche.

Le malade reprend ses occupations, quand, vers le mois d'août, apparaissent à la plante du pied des fourmillements, puis des douleurs, puis la gangrène se déclare et il entre de nouveau à l'hôpital.

Les quatre derniers orteils sont le siège d'une gangrène humide. Le gros orteil, compromis tout d'abord, recouvre sa vitalité.

Le creux poplité est occupé par une tumeur qui revêt tous les caractères de l'anévrisme poplité (expansion et souffle systolique, réductibilité).

La température oscille entre 38 et 39°. La gangrène faisant des progrès rapides l'amputation est décidée. Le malade désirant conserver sa jambe, M. le Dr Vilon pratique le 16 une amputation sus-malléolaire selon le procédé de Guyon, tout en formulant des réserves sur le sort d'un moignon situé au-dessous d'un anévrisme.

Le 16 au soir. Temp. 38°. — Notons entre parenthèse que la dissection du pied nous a montré qu'il s'agissait d'une oblitération de la plantaire interne et par conséquent de la tibiale postérieure.

17 *septembre*. — Matin. Temp., 37°,8. Soir. Temp., 40°.

18 *septembre*. — Matin. Temp., 38°,5. Soir. Temp., 38°,9.

19 *septembre*. — Matin. Temp., 38°,4. Soir. Temp., 38°,6.

La plaie suppure. Nous constatons une sensibilité extrême du moignon.

20 *Septembre*. — Rien de particulier.

21 *Septembre*. — Le malade se plaint d'une certaine diffi-

culté pour avaler. Nous songeons au tétanos, mais examinons la gorge au point de vue d'une angine possible : cet examen nous est impossible : l'introduction de l'abaisse-langue détermine au niveau de l'arrière-gorge une sensation très pénible. Un cas de tétanos (Delmas, Obs. citée) s'étant produit quinze jours auparavant dans un service chirurgical voisin, et ayant été opéré sur la même table d'opérations que notre malade, nous nous rallions au diagnostic du tétanos, et émettons l'hypothèse d'une transmission possible de la maladie par la table ou les instruments. Quoi qu'il en soit, le malade reçoit immédiatement 10 centimètres cubes de sérum en injection sous-cutanée. Notons qu'il ouvre la bouche largement. Matin. Temp., 37°,5. Soir. Temp., 38°.

22 *septembre*. — Le matin, dysphagie très prononcée, même pour les liquides. Trismus assez accentué. Fort de notre première expérience concernant la rapidité de l'intervention et connaissant les dangers de la temporisation par le cas de Delmas, nous signalons le cas à l'Institut Pasteur : M. le Dr Martin accourt, confirme le diagnostic, et la gravité du cas, vu l'intensité de la dysphagie ; le trismus s'est accentué et permet à peine un écartement de 2 centimètres. La nuque est complètement rigide et irréductible. Respiration calme et régulière. Pouls fréquent.

L'injection intra-cérébrale est pratiquée à 3 heures et demie de l'après-midi. M. le Dr Vilon pratique sur le cuir chevelu, à 7 centimètres de l'apophyse orbitaire externe, sur une ligne parallèle à l'axe du corps partant de cette apophyse, une incision de 1 centimètre et demi allant jusqu'à l'os ; après avoir trépané au moyen d'un petit foret, M. Martin injecte 3 centimètres et demi d'une solution de 3 centimètres et demi de sérum sec dans le double de sérum liquide. Le chloroforme est bien supporté et ne modifie pas les contractures. Pendant l'injection, le pouls est à 96.

Au réveil le malade conserve toute son intelligence. Pas de céphalalgie. La dysphagie est toujours intense et semble localisée par le malade au niveau du creux sus-sternal : à la suite de chaque mouvement de déglutition les masséters se contractent convulsivement et arrachent des plaintes au malade ; la figure est très grimaçante, les plis géniens, oculaires et frontaux sont exagérés et donnent l'impression très frappante du rire sardonique. Grincements de dents fréquents. Au moment des paroxysmes, la respiration devient momentanément haletante. Salivation très abondante d'où déglutition pénible, ou expulsion douloureuse des crachats.

Soir, 7 heures et demi. Temp., 38°,1. Pouls, 106. Resp., 33. — Minuit. Temp., 38°,1. Pouls, 106. Resp., 32.

Même état. Pas de céphalée. Le trismus n'étant pas complet, le malade peut avaler du liquide (Lait, eau bouillie).

23 *septembre.* — Le malade n'a pas dormi. Transpiration abondante. 600 grammes d'urine. — 1 heure du matin. Temp., 38°,1. Pouls, 108. Resp., 28. — 9 heures. Temp., 38°,1. Pouls, 106. Resp., 28. — 1 heure et demie, après-midi. Temp., 38°,5. Pouls, 112. Resp., 24. — 4 heures et demie. Temp., 38°,2. Pouls, 101. Resp., 32. — 8 heures du soir. Temp., 38°,2. Pouls, 106. Resp., 35.

Respiration profonde, régulière; injection sous-cutanée de 2 centimètres cubes de sérum antitétanique. L'expulsion des crachats est toujours douloureuse. Les contractures n'ont pas augmenté. Urines 300 grammes.

24 *septembre.* — Matin. Temp., 37°,2. Soir, 37°,6.

M. Martin prélève une petite quantité de pus au niveau du moignon; l'inoculation aux cobayes n'a pas donné de résultats.

La suppuration ayant compromis le résultat opératoire et pouvant être dangereuse, l'amputation de la cuisse est décidée et pratiquée immédiatement par M. le Dr Vilon.

L'amputation circulaire permet de respecter l'anévrysme qui a été disséqué dans la suite.

L'opéré est très affaibli. C'est en effet la troisième intervention qu'il subit en moins de huit jours. On lui injecte 0gr,30 de caféine et 1 gramme d'éther. Le pouls, petit et filiforme, est à 100. Temp., 36°,5. Resp., 32.

Le soir, l'état du malade est moins alarmant; il s'assied lui-même et boit sans trop de difficulté un verre de lait.

Injection de 20 centimètres cubes de sérum. Urines noires, hématiques (pansement phéniqué). Quant. : 500 grammes.

Voici les chiffres de la journée : 8 heures et demie, matin. Temp., 37°,2. Pouls, 100. Resp., 28. — 11 heures, matin. Temp., 36°,5. Pouls, 100. Resp., 32. — 1 heure et demie. Temp., 36°,8. Pouls, 106. Resp., 25. — 2 heures. Temp., 37°,2. Pouls, 120. Resp., 30. — 9 heures et demie, soir. Temp., 37°,6. Pouls, 120. Resp., 28.

25 *septembre*. — Nouvelle injection de 20 centimètres cubes de sérum.

4 heures, soir. Temp., 37°. Pouls, 98. Resp., 24. — 8 heures, soir. Temp., 37°,5. Pouls, 116. Resp., 36. — Urines q. 350 gr.

L'état du malade est satisfaisant. Les mâchoires s'écartent un peu moins péniblement. Les grincements de dents persistent ; le malade souffre dans les muscles masticateurs, et l'on entend de temps à autre des craquements musculaires. Vers 9 heures et demie du soir, le malade est pris brusquement d'un accès de suffocation. C'est probablement un spasme de la glotte dû à l'accumulation des mucosités dans l'arrière-gorge. L'accès est suffisamment grave pour inquiéter l'entourage.

26 *septembre*. — A 5 heures du matin, second accès, mais moins violent que le premier. — Matin. Temp., 37°. Pouls, 106. Resp., 32. — Urines : 900 grammes, les urines contiennent un peu d'albumine.

Les contractures persistent toujours. — 3 heures, soir. Temp., 37°,4. Pouls, 100. Resp., 22. — 4 heures et demie, soir. Temp., 37°,5. Pouls, 98. Resp., 25. — 9 heures et demie, soir. Temp., 38°,5. Pouls, 108. Resp., 32.

27 *septembre*. — Injection de 20 centimètres cubes de sérum. — Matin. Temp., 36°,8. Pouls, 88. Resp., 33.

Irrigation rectale de 2 litres d'eau bouillie tiède suivie de débâcle. La raideur de la nuque a diminué. L'écartement des mâchoires atteint 2 centimètres et demi. — 4 heures. Temp., 38°,1. Pouls, 105. Resp., 34. — Urines : 1,000 grammes. — 8 heures, soir. Temp., 37°,6. Pouls, 92. Resp., 32.

Alimentation plus copieuse (potages, tapioca).

28 *septembre*. — Matin. Temp., 36°,6. Pouls, 72. Resp., 28. La nuit a été agitée ; le malade est assez faible. — Soir. Temp., 37°. Pouls, 100. Resp., 25.

29 *septembre*. — La nuit a été calme. — Matin. Temp., 36°,6. Pouls, 72. Resp., 38.

La dysphagie et la raideur de la nuque ont notablement diminué. Le malade peut exécuter des mouvements de salutation assez complets.

Persistance du trismus et des accès consécutifs à la déglutition.

Injection de 15 centimètres cubes de sérum et 0,25 de caféine. — 3 heures, soir. Temp., 37. Pouls, 80. Resp., 30. — 5 heures, soir. Temp., 37. Pouls, 80. Resp., 30. — Urines : 1,350 grammes. — 9 heures, soir. Temp., 36°,7. Pouls, 73. Resp., 28.

30 *septembre*. — 9 heures, matin. Temp., 36°,5. Pouls, 78. Resp., 30. — 4 heures, soir. Temp., 37°,9. Pouls, 80. Resp., 32. — 9 heures, soir. Temp., 37°,8. Pouls, 82. Resp., 30.

Urines : q. 2,100 grammes. Selles naturelles abondantes. Injection de 15 centimètres cubes de sérum, plus 0,25 de caféine. Le moignon crural suppure légèrement ; il a été souillé au moment de la débâcle urinaire.

1er *octobre*. — Le malade peut être considéré comme guéri du tétanos. — Il peut ouvrir la bouche de 3 centimètres ; la nuque est presque entièrement libre.

L'alimentation solide ne sera reprise que dans quelques jours. Il est redescendu à la salle commune.

15 *octobre*. — Disparition complète des contractures.

Les points de repère de l'observation sont les suivants :

Entrée le 12 septembre (gangrène du pied).

16 *septembre*. — Amputation sus-malléolaire.

22 *septembre*. — Tétanos, injection intra-cérébrale.

24 *septembre*. — Amputation de cuisse.

27 *septembre*. — Ecartement des mâchoires à 2 centimètres et demi.

29 *septembre.* — Nuque et mâchoires moins raides.

1er *octobre.* — Retour du malade dans la salle commune.

15 *octobre.* — Guérison. Disparition complète des contractures.

OBSERVATION IX

Personnelle (Guérison) (id.).

F..., 47 ans, mineur, entre le 6 octobre 1898 dans le service chirurgical du Dr Vilon pour une plaie par écrasement de la main gauche.

C'est un homme très robuste, sans autres antécédents qu'une fièvre intermittente contractée au Havre en 1886.

Il travaillait depuis deux jours aux terrassements de la ligne du chemin de fer Champ-de-Mars-Moulineaux lorsque le 6 octobre, à 11 heures du matin, étant occupé, avec ses camarades, à soulever une énorme poutre, il fit un mouvement à la suite duquel il tomba et eut la main gauche écrasée par la pièce de bois. Il entra à l'hôpital le jour même.

A son entrée, nous constatons une plaie contuse très profonde occupant la moitié interne de la main. Les deux métacarpiens sont fracturés ; les tendons sont en partie respectés, car le blessé peut exécuter des mouvements de flexion et d'extension des doigts.

Traitement. — Bains de sublimé deux fois par jour. Pansements humides.

Les jours suivants la partie centrale de la plaie se mortifie et s'élimine. Pas de fièvre.

15 *octobre.* — 9 jours après l'accident le blessé signale à son voisin une certaine difficulté dans la mastication, mais ne nous en avertit pas.

16 *octobre.* — Le fait nous est signalé. Le malade peut à

peine écarter les mâchoires. Il attribue cette gêne à une raideur des muscles du plancher de la bouche. Nous constatons effectivement de la contracture des mylo-hyoïdiens, et du paucier. Les masséters sont également contracturés, mais la douleur à ce niveau n'existe pas. Pas dysphagie pour les liquides. Difficulté extrême pour avaler une bouchée de pain imperceptible.

Cette entrave à la déglutition tient probablement à la constriction considérable des mâchoires ; ce n'est donc pas une dysphagie d'origine pharyngée ou œsophagienne. Les muscles de la face sont contracturés ; les rides, exagérées, donnent l'impression du rire sardonique. Pas de raideur du cou ou du dos.

Matin. Temp., 37°. Pouls, 76. Resp., 16.

État général excellent. Le diagnostic du tétanos est posé ; il est confirmé par M. Borrel, de l'Institut Pasteur, que l'on appelle immédiatement.

L'intervention est aussitôt décidée. M. le Dr Vilon opère, assisté de M. Borrel, à 3 heures 15 de l'après-midi.

Le malade est chloroformisé ; remarquons de suite que la narcose n'ayant pas été complète, il a pu se rendre compte parfaitement de tout ce qu'on lui fit : Après avoir pratiqué au point ordinaire une incision de 1 centimètre de longueur, M. le Dr Vilon perce, au moyen du foret, un petit trou dans la boîte osseuse. L'épaisseur de l'os étant considérable, il est obligé à plusieurs reprises de mobiliser le curseur ; il éprouve d'ailleurs très nettement la sensation d'une perforation incomplète, en percutant avec la mèche du perforateur ; le blessé s'est parfaitement rendu compte des mouvements nécessités par la trépanation, sans en éprouver la moindre gêne, non plus que de l'introduction de l'aiguille dans la substance cérébrale : 3 centimètres cubes et demi de sérum double sont injectés ainsi dans l'hémisphère droit en 7 minutes par le Dr Vilon.

Avant que l'aiguille soit enfoncée, nous notons : Pouls, 96. Resp., 37.

Au moment de la piqûre : Pouls, 66. Resp., 25.

Puis : Pouls, 64. Resp., 24.

Ces phénomènes de ralentissement du pouls et de la respiration avaient déjà été notés par Hœckel et Reynès. Nous notons également une transpiration au niveau du thorax.

L'injection pratiquée ensuite à gauche dure 6 minutes : Pouls, 64. Resp., 23.

A la fin de l'opération le malade dort profondément. M. Borrel nous fait remarquer que la respiration est purement diaphragmatique; les intercostaux semblent contracturés. Il nous semble plus vraisemblable d'attribuer le fait à la faible amplitude respiratoire que l'on constate souvent sous le chloroforme.

Après l'injection : Pouls, 60. Resp., 20. A 5 heures le malade se réveille. Pas de céphalalgie. Temp., 36°,8. Pouls, 68. Resp., 20. Les contractures sont au même point. Pas de raideur de la nuque.

Nota. — Sous le chloroforme la plaie a été soigneusement brossée et désinfectée; l'amputation n'est pas jugée nécessaire; le malade reçoit 40 centimètres cubes de sérum en injection souscutanée. 6 heures soir : Temp., 37°,2. Pouls, 80. Resp., 16. — 7 heures. Temp., 37°,4. Pouls, 84. Resp., 16.

Légère lourdeur de tête. Insomnie. Anurie. Transpiration abondante. Le malade boit sans difficulté une cuillère de lait. 8 heures. Temp., 37°,6. Pouls, 82. Resp., 16. — 9 heures. Temp., 37°,9. Pouls, 84. Resp., 18.

Bain local de sublimé suivi d'un attouchement à la teinture d'iode dédoublée et d'un pansement humide. Pas d'urine. État stationnaire. 10 heures. Temp., 37°,9. Pouls, 78. Resp., 17. — 11 heures. Temp., 37°,8. Pouls, 80. Resp., 18.

17 *octobre*. — Minuit. Temp., 37°8. Pouls, 79. Resp., 16. — 1 heure du matin. Temp., 37°,6. Pouls, 78. Resp., 16. — 3 heures du matin. Temp., 37°4. Pouls, 81. Resp., 16. — 5 heures du matin. Temp., 37°,5. Pouls, 80. Resp., 16. — 7 heures du matin. Temp., 37°,5. Pouls, 82. Resp., 16.

Le malade n'a pas dormi de la nuit, mais il ne souffre nullement. A 7 heures du matin. 250 grammes d'urine. 5 heures du soir. Temp., 37°,8. Pouls, 84. Resp., 18.

Injection de 10 centimètres cubes de sérum antitétanique.

18 *octobre*. — 9 heures, matin. Temp., 37°,8. Pouls, 83. Resp., 18. — 2 heures, soir. Temp., 37°,2. Pouls, 105. Resp., 16.

La contracture des masséters s'est accentuée. Le malade n'ayant presque pas de dents, les gencives sont appliquées étroitement l'une contre l'autre. Grâce à l'absence de canines, le malade peut s'alimenter au moyen d'un tube de caoutchouc. Il n'a bu ces dernières 24 heures que 1 litre de lait et 1/2 litre de bouillon. — 4 heures, soir. Temp., 37°. Pouls, 84. Resp., 16. — 6 heures, matin. Temp., 37°,8. Pouls, 114. Resp., 20.

Constipation. Eruption scarlatiniforme au niveau dn tronc et des membres inférieurs. Pas d'arthralgie. Intelligence intacte ; un peu d'excitation : le malade est loquace et chante. Injection de 20 centimètres cubes de sérum.

19 *octobre*. — Minuit. Temp., 37°,4. Pouls, 86. Resp., 18. — 9 heures, matin. Temp., 37°,2. Pouls, 85. Resp., 18.

Le malade a bu depuis la veille 2 litres et demi de lait et un demi-litre de bouillon. Il n'urine cependant que 750 grammes en 24 heures. Ces urines sont troubles, laissent un dépôt très épais d'urates : pas d'albumine. — Midi. Temp., 37°,2. Pouls, 88. Resp., 20. — 5 heures. Temp., 37°,2. Pouls, 96. Resp., 24. — 8 heures. Temp., 37°,2. Pouls, 92. Resp., 27.

Injection de 30 centimètres cubes de sérum. Le malade accuse des douleurs très vives au niveau des masséters ; le trismus est toujours complet. Toux réflexe incessante par accumulation de crachats dans l'arrière-gorge. Légère douleur dans le dos ; mais pas de difficulté dans la flexion du tronc.

20 *octobre*. — 7 heures, matin. Temp., 37°,2. Pouls, 94. Resp., 24. — 9 heures, matin. Temp., 37°,2. Pouls, 88. Resp., 20. — 2 heures, matin. Temp., 37°,2. Pouls, 92. Resp., 22. — 6 heures, soir. Temp., 37°,7. Pouls, 100. Resp., 24.

Le malade n'a pas dormi de la nuit ; il a toussé continuellement. La quantité des urines des dernières 24 heures est de 900 grammes. Injection de 15 centimètres cubes de sérum. Douche rectale suivie d'une évacuation copieuse.

21 *octobre*. — 10 heures et demie. Temp., 37°,4. Pouls, 96. Resp., 24. — 2 heures. Temp., 37°,8. Pouls, 104. Resp., 24.

Les crampes dans les masséters sont toujours très pénibles. La quantité des urines n'est que de 600 grammes, bien que le malade ait bu 3 litres de lait.

La plaie pansée soigneusement est complètement détergée et marche vers la cicatrisation.

22 *octobre*. — Matin. Temp., 37°,1. Pouls, 106. Resp., 24. — Soir. Temp., 38°. Pouls, 108. Resp., 24.

Les crampes continuent. Q. des urines 600 grammes. Selles copieuses et spontanées.

23 *octobre*. — 9 heures du matin. Temp., 37°,9. Pouls, 112. Resp., 24. — Soir. Temp., 38°,2. Temp., 110. Resp., 28.

La nuit a été calme, malgré la transpiration. Les crampes persistent et sont accompagnées de contractions cloniques fibrillaires dans les membres inférieurs. Le trismus diminue légèrement. Il y a une tendance à l'écartement des mâchoires.

Les muscles abdominaux antérieurs sont le siège d'une contracture que nous signalons pour la première fois, mais qui a dû survenir peu après l'opération.

24 *octobre*. — Matin. Temp., 37°,5. Pouls, 84. Resp., 22. — Soir. Temp., 37°,9. Pouls, 88. Resp., 24.

Nuit calme. Écartement des mâchoires de 1 centimètre et demi. Urines 1,250 grammes. Le malade boit par jour 4 litres de lait.

25 *octobre*. — Matin. Temp., 37°,6. Pouls, 88. Resp., 24. — Soir. Temp., 37°,5. Pouls, 88. Resp., 28.

Nuit agitée. Crampes très douloureuses. Persistance de la contracture abdominale. Sueurs profuses ; sudamina. Urines : 1,850 grammes.

26 *octobre*. — Matin. Temp., 37°,4. Pouls, 84. Resp., 24. — Soir. Temp., 37°,5. Pouls, 88. Resp., 20.

Nuit calme. Suppression des bains de sublimé. Pansement composé de compresses bouillies, recouvertes de vaseline boriquée. Poudre de Lucas-Championnière. L'aspect de la plaie est magnifique. Bourgeons charnus rose vif. Urines 2,400 grammes, troubles, sans albumine.

27 *octobre*. — Matin. Temp., 37°,5. Pouls, 86. Resp., 24. — Soir. Temp., 37°,9. Pouls, 96. Resp., 24.

L'écartement des maxillaires est de 2 centimètres et demi. Les crampes ont disparu. La contracture abdominale persiste.

28 *octobre*. — Matin. Temp., 37°,2. Pouls, 84. Resp., 24. — Soir. Temp., 37°,5. Pouls, 88. Resp., 24. Urines 2400 grammes.

4 *novembre*. — La plaie bourgeonne rapidement.

L'écartement des mâchoires atteint 3 centimètres. Les crampes ont disparu. Le malade peut commencer à s'alimenter de façon substantielle : il prend du lait, des purées, de la viande hachée.

La contracture abdominale a notablement diminué, mais persiste.

Les points de repère de cette observation sont les suivants :

6 *octobre*. — Plaie de la main.

15 *octobre*. — Difficulté dans la mastication.

16 *octobre*. — Trismus. Injection intra-cérébrale.

17 *octobre*. — Contracture des droits abdominaux.

18, 19, 20 *octobre*. — Persistance des phénomènes.

23 *octobre*. — Diminution légère du trismus.

27 *octobre*. — Ecartement de 2 centimètres.

1er *novembre*. — Alimentation semi-solide.

4 *novembre*. — Alimentation solide, disparition du trismus.

10 *novembre*. — Guérison définitive. Régularisation de la plaie.

ANALYSE DES OBSERVATIONS

Nous envisagerons successivement l'étiologie, l'époque de l'apparition des premiers symptômes et celle de l'intervention, l'injection intra-cérébrale en elle-même et l'évolution clinique consécutive (pouls, température, respiration, urines, etc.).

Étiologie. — Parmi les 9 observations que nous relatons, cinq fois le traumatisme est évident (plaies des doigts, gangrène des orteils, fracture compliquée de l'avant-bras, plaie contuse de la main, ulcère variqueux). Dans d'autres cas la porte d'entrée de l'infection n'apparaît pas aussi clairement (excoriations, blessures cicatrisées). Parfois même elle manque totalement, au point qu'il est permis de se demander s'il ne s'agissait pas d'un tétanos d'origine interne (Obs. de Bacaloglu), hypothèse d'autant plus admissible que de très bonne heure éclatèrent des troubles respiratoires très graves qui emportèrent le malade.

Incubation. — La durée de l'incubation a varié

entre 8 et 20 jours. Le malade qui fait l'objet de notre première observation personnelle présenta, il est vrai, les premiers symptômes du tétanos quatre jours après l'amputation de jambe qu'on lui fit subir ; mais nous hésitons à admettre chez lui une infection post-opératoire : il nous semble aussi logique de penser que cet individu, porteur d'une gangrène des orteils, s'était infecté avant son entrée à l'hôpital.

Devons-nous d'ailleurs attacher à la durée de l'incubation une importance de premier ordre ? Nous ne le croyons pas, si, dans la majorité des cas, une incubation courte peut nous faire craindre une marche rapide dans l'infection, il n'en est pas moins vrai que le contraire a été observé, témoin le malade de Robert, qui, après une incubation d'au moins trois semaines, présenta tout d'abord un tétanos à marche lente, et qui finalement fut emporté à la suite d'une recrudescence de la maladie. En un mot, et nous y reviendrons à propos du pronostic, ce qui fait la gravité du tétanos, ce n'est pas le plus ou moins de temps qu'il a mis à se déclarer, mais ce sont les lésions acquises à la toxine ; n'oublions pas cette notion pathogénique capitale, à savoir que le poison tétanique a pour siège de prédilection le plancher du quatrième ventricule et en particulier le noyau du pneumogastrique.

Époque de l'intervention. — Les faits relatifs à l'époque où l'on intervint par l'injection intra-cérébrale nous paraissent bien plus importants : ils démontrent combien le succès est lié à la précocité du traitement.

Sur les neuf opérés dont l'histoire est sous nos yeux

quatre sont morts ; interrogeons les dates : ce sont le malade de Robert, opéré 36 heures, le malade de Hoeckel et Reynès, opéré 42 heures, celui de Delmas, opéré 36 heures, après le début symptomatique ; le malade de Bacaloglu attendit 48 heures.

Il ne faudrait pas prendre pour exemple les cas de Chauffart et Quénu, Garnier et Ombrédane, où la guérison survint malgré l'heure tardive de l'intervention, pratiquée en moyenne cinq jours après le début. En fait de tétanos les minutes comptent, et l'on ne sait jamais quelle sera la forme clinique qui va évoluer. Remarquons en effet que le succès fut bien près parfois d'échapper (Chauffart).

Par contre, nos deux observations personnelles prouvent surabondamment combien cette notion de la précocité du traitement est capitale : l'un de nos malades a été opéré trente-deux heures après le début absolument initial, c'est-à-dire après qu'il se fût aperçu lui-même, sans nous en avertir, qu'il éprouvait de la gêne dans les mâchoires. Il fut en réalité opéré huit heures seulement après que nous eûmes constaté chez lui un trismus très modéré et de la raideur de la nuque.

Le second de nos malades fut opéré vingt-huit heures après le début initial, c'est-à-dire après qu'il eût signalé à son voisin la difficulté qu'il ressentait dans la mastication : on lui fit en réalité l'injection intra-cérébrale six heures après la constatation d'un trismus très accentué. Nous sommes loin, on le voit, des délais de quatre et cinq jours notés par les autres observateurs.

Il est des cas cependant où la rapidité dans l'opération n'évitera pas un échec fatal ; nous voulons parler de ces tétanos d'origine interne, dont la porte d'entrée est intestinale, utérine ou céphalique. La pathogénie nous permet de prévoir ces insuccès, c'est qu'alors la voie suivie par la toxine est vraisemblablement le grand sympathique ; le bulbe est envahi dans ses noyaux essentiellement vitaux avec une rapidité foudroyante. Nous énumérerons ces différentes formes au chapitre du pronostic. Quoi qu'il en soit, proclamons une fois encore l'extrême importance d'une action hâtive, et voyons ce qui se passe chez le malade pendant ou à la suite de l'injection intra-cérébrale.

Injection intra-cérébrale. — Dans les nombreuses expériences qu'ils firent chez les cobayes, MM. Roux et Borrel n'ayant jamais observé à la suite de la piqûre le moindre inconvénient, rien ne pouvait donc contre-indiquer l'emploi de la méthode chez l'homme ; bien plus, des expériences de contrôle avaient démontré l'égale innocuité d'injections dix fois plus abondantes d'eau stérilisée. L'important est d'opérer dans une zone neutre, c'est pourquoi ils ont choisi de préférence le lobe frontal en avant des centres moteurs. Les faits expérimentaux ont prouvé que l'idée d'introduire le sérum dans le canal rachidien, au voisinage du bulbe, donnait des résultats moins satisfaisants, sans doute à cause d'une diffusion moins parfaite.

Examinons donc tout d'abord les phénomènes liés à la piqûre ou à l'injection en elle-même au moment où elles sont pratiquées, toutes réserves préalablement faites sur ceux qui sont attribuables au chloroforme.

Hoeckel et Reynès ont noté au moment de l'introduction de l'aiguille dans la substance cérébrale un resserrement brusque de la pupille jusqu'alors en position intermédiaire, et un ralentissement marqué du pouls. Le retrait de l'aiguille s'accompagnerait du retour de la pupille à son état primitif. Nous-mêmes avons noté chez notre second malade ce même ralentissement du pouls.

Sans exagérer la valeur de ces constatations qui demandent à être contrôlées et faites alors que le chloroforme ou l'éther auront été remplacés par l'anesthésie locale, il est permis de penser qu'elles varieront nécessairement avec le siège de l'injection, le calibre de l'aiguille, et la vitesse de pénétration du liquide.

L'anesthésie générale n'est d'ailleurs pas nécessaire: M. Reclus opéra après simple cocaïnisation, et, fait très curieux, le malade n'éprouva pas le moindre trouble; il soutint même la conversation pendant toute la durée de l'injection.

Les suites opératoires, sont des plus simples : au moment du réveil le malade n'accuse pas la moindre céphalalgie; à peine note-t-on les premiers jours un léger délire et de l'insomnie, qui ne durent guère au delà de la première semaine. Une fois, cependant, on put noter (Obs. Garnier), vers le onzième jour, un délire professionnel et érotique qui disparut rapidement. Si le délire des premiers jours peut être attribué à des phénomènes d'excitation dus au sérum lui-même, on peut, avec M. Roger, rattacher le second aux phénomènes de réparation dont la substance corticale est le siège après le passage de l'aiguille.

Nous n'avons pas observé de phénomènes cérébraux

tardifs, non plus que le moindre trouble moteur, bien que nous suivions l'un de nos malades depuis deux mois.

Autopsies. — Les lésions constatées sont des plus banales et faciles à prévoir : ce sont de petits épanchements sanguins sous-pie-mériens ou intra-cérébraux, des piquetés hémorragiques qui suivent le trajet de l'aiguille. Ce dernier passe parfois inaperçu ; ailleurs on constate que l'aiguille a pénétré dans un sillon et est ressortie dans un sillon voisin, déterminant un trajet en seton ; l'injection avait évidemment dans ce cas manqué le but (Obs. Robert) ; nous dirons, à propos du manuel opératoire, que le plus sûr moyen d'éviter cet inconvénient consiste à enfoncer l'aiguille bien perpendiculairement et profondément. Bacaloglu constata à la surface du cerceau, au niveau de la piqûre, une petite zone de ramollissement ; c'est sans doute à ce genre de lésions que l'on peut rattacher certains délires tardifs comme celui qui fut noté par Garnier.

Médications accessoires. — Indépendamment de l'injection intra-cérébrale d'antitoxine, la plupart des malades dont nous parlons furent soumis à différents traitements (injections sous-cutanées de sérum, amputation, chloral).

M. Roger fit prendre à l'un de ses malades (Obs. de Garnier) 70 grammes de chloral en 11 jours ; nous croyons pour le moins inutile, sinon dangereux, d'imiter cette pratique. Le chloral stupéfie, il est vrai, les cellules nerveuses ; il diminue le nombre et la gravité des convulsions, mais n'est-il pas à craindre qu'il ne rende ces mêmes cellules plus vulnérables à l'égard de la toxine? Les avis sont partagés; pour notre part nous rejetons l'emploi de tout médicament autre que le sérum. Nous ne sommes pas tombés cependant dans l'excès contraire, et, imitant en cela M. Chauffart, nous avons usé largement des injections sous-cutanées de sérum. Alors que le malade de Hoeckel et Reynès fut abandonné aux seules ressources de son injection intra-cérébrale et ne reçut de sérum qu'au moment où la mort était certaine, nous avons adopté la pratique suivante, comme d'ailleurs les autres observateurs: le jour même de l'opération, le malade reçoit sous la peau 40 centimètres cubes de sérum. Les jours suivants, nous injectons quotidiennement 20 centimètres cubes; c'est ainsi que nos malades ont absorbé respectivement 180 et 150 centimètres cubes de sérum.

Cette manière de faire présente plusieurs avantages: tout d'abord, elle neutralise la toxine qui continue à diffuser de la plaie, et dont une partie suit la voie sanguine (Marie); elle court pour ainsi dire au plus pressé et permet d'attendre les quelques heures qui sont nécessaires à l'antitoxine cérébrale pour entrer en action; ensuite elle contribue à saturer l'organisme et nous permet d'envisager la possibilité de conserver au blessé un membre dont le sacrifice eût sans doute été jugé nécessaire en toute autre occasion.

Et nous touchons ici à une question délicate. Quel va être le rôle du chirurgien? Quand fera-t-il l'amputation; quand pourra-t-il éviter cette fâcheuse extrémité? Il n'y a évidemment pas à poser de règles précises à sa conduite; cette dernière sera entièrement subordonnée à chaque cas en particulier. De l'étude des observations, nous ne pouvons rien conclure de précis à ce sujet. Deux fois seulement on eut affaire à un traumatisme très grave ; ce sont précisément nos deux malades : le premier avait une gangrène des orteils et un anévrisme poplité ; il eut à subir deux amputations successives ; la sus-molléolaire, évidemment indiquée, fut antérieure au tétanos ; le sacrifice entier de la jambe fut dans la suite jugé nécessaire par la suppuration du moignon et en considération de l'anévrisme. Notre second blessé portait à la main gauche une plaie très profonde, avec fracture de deux métacarpiens ; l'amputation, un instant mise en balance, fut finalement rejetée ; la suite vint nous prouver le bien fondé de cette conduite ; mais hâtons-nous d'ajouter que notre abstentionisme était motivé amplement par la précocité de l'intervention.

Donc l'amputation immédiate au-dessus du foyer, excellente en se sens qu'elle supprime la production de toxines à jet continu, nous paraît devoir être réservée à ces cas extrêmement graves où le membre est non seulement compromis dans sa vitalité propre, mais où la vie du malade est le seul but que l'on puisse se permettre de viser. Une exception est cependant à faire : le tétanos utérin indique formellement l'amputation, c'est-à-dire l'hystérectomie immédiate. Nous savons pourquoi.

Cette importante question de chirurgie nous inspire une comparaison bien suggestive :

Dans ces dernières années, à la suite des discussions mémorables de l'Académie de médecine qui mirent aux prises le Pr Verneuil et le Pr Berger, ce dernier avait en quelque sorte fait triompher l'amputation immédiate et radicale du membre traumatisé chez les tétaniques, car la vie du malade seule était en jeu.

Aujourd'hui, la méthode de Roux et Borrel, bien maniée, nous permet non seulement d'entrevoir la guérison du tétanos, mais aussi la conservation d'un membre, sans lequel, bien souvent, un ouvrier est un infirme.

En conséquence, à côté des injections sous-cutanées de sérum, il faut en revenir, autant que possible, à l'éradication du foyer, dont le Pr Verneuil s'est fait autrefois le champion autorisé, alors qu'il n'avait ni le sérum, ni l'injection intra-cérébrale.

Continuons à observer ce qui se passe chez nos malades.

Température. — L'étude de la température ne nous arrêtera pas longtemps ; si le plus souvent dans le tétanos la mort coïncide avec des élévations thermiques considérables (Obs. Delmas, Hoeckel) le contraire est possible (Obs. Robert). Outre sa variabilité, la fièvre peut être attribuée soit au tétanos, soit à une infection concomittante. C'est ainsi que le premier malade de l'hôpital de Versailles portait à l'avant-bras un phlegmon dû au vibrion septique de Pasteur. Et Delmas a insisté avec raison sur le danger de telles associations microbiennes. En un mot, au point de vue de la température, rien à dire sinon cette notion banale qu'en général les cas apyrétiques sont à souhaiter en ce sens qu'ils éloignent toute idée d'infection concomitante dangereuse. Ajoutons que la guérison coïncide ordinairement avec une défervescence progressive.

Pouls et Respiration. — L'examen des courbes

sphygmographiques et respiratoires est plus fertile en enseignements.

La tachycardie est notée dans presque toutes les observations, avec ou sans guérison ; parfois on observe les chiffres considérables de 140, 150 pulsations à la minute ; tantôt l'accélération du pouls était antérieure à l'intervention, et a suivi une marche ascendante jusqu'à la mort (Obs. Delmas, Hoeckel, etc.) ; tantôt cette accélération n'existait pas : elle est survenue le lendemain ou le surlendemain de l'injection, s'est maintenue quelques jours au voisinage d'un chiffre élevé, puis a diminué progressivement. Quelquefois il y a entre les trois courbes (T. P. R.) un parallélisme absolu (Obs. VIII, personnelle) outre deux d'entre elles (T. P.) (Obs. Chauffard) et l'on observe alors des chiffres énormes, 160 P., 50 R.

Allons-nous faire rentrer toutes ces tachycardies, toutes ces accélérations respiratoires dans une classe unique et leur attribuer la même origine. Non. A notre avis, une distinction est possible : une tachycardie accentuée, accompagnée ou non de modifications respiratoires, préexistant à l'injection intra-cérébrale, et n'en éprouvant pas de modifications, cela constitue pour nous un élément de gravité qui assombrit singulièrement le pronostic. Si parfois le malade peut survivre (Obs. Chauffard) la situation est le plus souvent précaire. Ces phénomènes sont en effet l'indice ou d'une invasion bulbaire par la toxine, ou d'une fatigue extrême du myocarde.

Les modifications respiratoires donnent lieu à des remarques identiques ; il faut distinguer ces accélérations passagères de ces modifications profondes souvent observées dans les cas graves, rythme de Cheyne-Stokes, accélérations extrêmes, atteignant 50 R. par minute. Ce sont évidemment des troubles bulbaires ; quand ils sont accompagnés de contracture des intercostaux le malade meurt asphyxié (Obs. Bacaloglu). Il en est de même quand la contracture des droits abdominaux vient entraver le jeu du diaphragme.

Mais à côté de la tachycardie et de l'accélération respiratoire symptomatiques d'un tétanos grave, nous avons observé des élévations du pouls et de la respiration dont l'interprétation nous paraît devoir être tout autre. En effet, ces phénomènes surviennent le lendemain ou le surlendemain de l'intervention ; ils durent quelques jours, puis disparaissent. Chez nos deux opérés le pouls atteignit 120 et 115 ; l'un d'eux était à vrai dire artério-scléreux, mais le second était robuste.

Il nous semble rationnel d'attribuer ces phénomènes à l'action du sérum lui-même. Est-ce le fait de l'introduire dans le cerveau ; agit-il au contraire par l'énormité des doses qui ont parfois été injectées en peu de temps, peu importe. — Nous serions tentés de les rattacher à l'action de l'antitoxine elle-même sur le bulbe, et leur apparition serait pour nous l'indice d'une protection bien effective de cette partie du névraxe, et nous fondons cette hypothèse sur leur apparition quelques jours après l'injection, et sur leur durée éphémère.

Urines. — La courbe des urines n'est pas moins intéressante. — Après une période d'une dizaine de jours pendant laquelle la quantité des urines est presque nulle

(200 à 300 centimètres cubes en 24 heures), le taux se relève, puis brusquement vers le douzième ou treizième jour survient une véritable débâcle : le malade urine environ de deux litres à deux litres et demi par jour. Cette diurèse constitue une véritable « crise » grâce à laquelle l'économie élimine rapidement les poisons microbiens et les déchets cellulaires. Quelquefois l'albumine apparaît dans les urines, sans persister. Ces dernières peuvent être successivement rouges et chargées d'urates, troubles et riches en mucus (Obs. II, pers.).

Autres phénomènes. — Le tégument externe est le siège d'éruptions qui présentent tous les caractères des éruptions postsérothérapiques. — Eruptions urticariennes (Obs. II, Pers.), acnéiques (Chauffard). Elles s'accompagnent parfois d'arthralgies *(ibid)*. La transpiration est toujours très abondante les premiers jours ; c'est un phénomène bienfaisant qui supplée à l'insuffisance de l'élimination rénale. A cette diaphorèse sont liées des éruptions prurigineuses et des sudamina.

Terminaison. — Nous savons que la mort est due le plus souvent à une perte de temps. — Si la guérison survient, comment et en combien de temps s'opère-t-elle ? — Le mode de guérison est tout entier dans la pathogénie : l'injection intra-cérébrale n'agit qu'en protégeant les groupes cellulaires qui ont pu échapper à la toxine. — Elle enraye donc le mal quand il en est encore temps. — Les contractures existantes demeurent acquises et ne disparaissent que peu à peu : dans les cas favorables, opérés de bonne heure, les crises diminuent et cessent dès le lendemain ou le surlendemain de l'injection. Le trismus commence à disparaître vers le dixième jour, quelquefois vers le septième (Obs. I, Pers.) ; le malade ouvre progressivement la bouche, de 1 centimètre puis de 1 centimètre et demi, puis de 3 centimètres. Vers le quinzième jour il peut avaler des purées et de la viande hachée ; mais ce retour à l'état normal ne se passe pas toujours sans incidents ; le malade éprouve au moment de la détente, dans les muscles de la mâchoire, dans les masséters, des crampes extrêmement douloureuses qui peuvent lui arracher des cris (Obs. II, Pers.).

Les autres contractures suivent une marche également rétrograde ; le malade mobilise peu à peu sa tête ; il s'asseoit. — Au bout de 20 jours en moyenne il reprend l'alimentation substantielle. — La guérison définitive demande de un mois à six semaines, mais quelque temps encore persistent quelques raideurs, notamment derrière les condyles maxillaires.

DIAGNOSTIC DU TÉTANOS

L'indication formelle de l'injection intra-cérébrale, c'est évidemment le tétanos déclaré ; il est donc nécessaire de le diagnostiquer sûrement et de bonne heure.

Le diagnostic différentiel est le plus souvent facile : L'empoisonnement par la strychnine diffère du tétanos par ses commémoratifs, par la marche des contractures qui débutent rarement par le trismus ; il est toujours accompagné de dilatation pupillaire, les convulsions sont généralisées et emportent le malade en quelques heures.

La tétanie survenant chez une nouvelle accouchée peut en imposer un instant pour le tétanos puerpéral ; ici encore la marche est différente : la limitation initiale des contractures aux extrémités permettent d'éviter l'erreur.

La méningite cérébro-spinale revêt parfois la physionomie du tétanos, et nous avons vu dans l'une des observations précitées, combien la différenciation est parfois difficile (Obs. Ombrédane). C'est dans ces cas ardus que le signe de Kernig sera d'un grand secours. Voici en quoi il consiste. Si nous faisons asseoir sur le bord de son lit un malade atteint de méningite cérébro-spinale, les jambes se mettent naturellement en flexion sur les cuisses. Fait curieux, aucune manœuvre n'est capable de les redresser, et de les mettre en extension.

Par l'extrême variabilité de ses formes cliniques, le tétanos peut passer inaperçu ; si le tétanos traumatique et la plupart des tétanos splanchniques se dépistent facilement, il faut songer à ces formes localisées dont les allures sont véritablement atypiques et parmi lesquelles nous citerons le tétanos céphalique de Rose. « Beaucoup de malades atteints d'hémiplégie faciale, de torticolis, de contracture partielle des muscles de la face ont pu être considérés comme atteints d'une affection méningée, ou de méningisme symptomatique d'une infection streptococcique ou staphylococcique, qui étaient en réalité atteints de tétanos » (Landouzy).

Mais s'il est important de faire un diagnostic exact, il ne l'est pas moins de le faire de bonne heure. Existe-t-il, dans la symptomatologie du tétanos, un signe de début, qui serait antérieur au trismus ? Malgré les recherches auxquelles nous nous sommes livrés, nous n'avons rien découvert de semblable ; nous pensons, pour notre part, que le trismus constitue un signe excellent, et suffisant, mais à la condition d'en tenir compte, et de ne pas attendre que d'autres symptômes soient venus lui donner un caractère d'authenticité : bien plus, dans le trismus lui-même, il y a des degrés qu'il faut connaître : la contracture des massé-ters n'est pas complète d'emblée : il est bien rare que le malade n'ait pas accusé quelques heures, quelques jours auparavant, une certaine gêne dans la mastication. S'il s'a-git d'un blessé, ces phénomènes ne doivent-ils pas nous mettre en garde ? Et ces spasmes traumatiques que les anciens cliniciens avaient parfois rencontrés au niveau de la plaie, quelque temps avant le début du tétanos, devons-nous les abandonner et leur dénuer toute valeur diagnostique. Notre huitième observation ne nous le permet pas (Obs. I, Pers).

Enfin, dans la majorité des cas, le tétanos survient chez un blessé, et alors, il suffit de songer à la possibilité de cette complication pour la dépister très tôt. Nous tombons donc forcément dans un cercle vicieux : ou bien nous songerons, chez un blessé, à une infection tétanique possible : dans ce cas, nous le diagnostiquerons de bonne heure ; et même, ce qui est mieux, nous injecterons du sérum à titre préventif ; ou bien nous serons surpris par cette terrible complication, et le trismus sera sans doute le signe qui éveillera notre attention : dans cette seconde hypothèse, nous n'aurons qu'à constater le fait accompli.

C'est pourquoi nous continuerons à considérer le trismus comme un excellent signe de début ; dès qu'il est constaté, il faut se hâter et pratiquer immédiatement l'injection intra-cérébrale d'après le mode opératoire que nous allons décrire.

MANUEL OPÉRATOIRE DE L'INJECTION INTRA-CÉRÉBRALE

Le malade est endormi au chloroforme, à l'éther, ou insensibilisé à la cocaïne. La région fronto-pariétale est rasée, savonnée, passée à l'alcool et au sublimé.

L'opérateur détermine sur le cuir chevelu le point où doit porter l'incision ; une précision mathématique serait superflue, puisque l'on se propose d'atteindre une zone neutre facilement accessible, le lobe frontal du cerveau.

Sur une ligne verticale et parallèle à l'axe du corps, partant de l'apophyse orbitaire externe, et à 7 centimètres environ de cette apophyse, l'on pratique, d'emblée jusqu'à l'os, une incision longue de 1 centimètre ; cette incision sera rectiligne, ou présentera une légère convexité inférieure de façon à déterminer un petit lambeau facile à relever.

Comment allons-nous perforer la boîte crânienne. Aux fraises à petit diamètre qu'on employait au début (Chauffard et Quénu), MM. Roux et Borrel ont substitué un perforateur spécial, une drille, en terme spécial. Cet instrument, dont la mèche présente un calibre proportionné aux dimensions de l'aiguille, présente l'avantage d'éviter la perte de substance inhérente à la trépanation. Cette « drille » est munie d'une vis d'arrêt, destinée à limiter, au degré voulu, la pénétration de la mèche. — Le trou doit être pratiqué bien perpendiculairemsnt à l'os ; cela est très important puisque le conduit osseux guidera forcément la direction de l'aiguille, et nous savons qu'il faut éviter des fausses routes dans la substance cérébrale.

Le pertuis existe. A ce moment, une seringue de Roux, de tous points analogue à celle dont on se sert pour la diptérie, mais de capacité un peu moindre (10 centimètres cubes) est chargée d'un sérum antitétanique préparé extemporanément de la façon suivante : on pourrait à la rigueur employer le sérum ordinaire, et la quantité nécessaire pour chaque hémisphère serait de 7 centimètres cubes : il est préférable de limiter la dose à injecter en employant, suivant la pratique de Roux et Borrel, des solutions de sérum sec ; ils emploient généralement une solution d'une certaine quantité de sérum sec dans le double de sérum ordinaire ou d'eau distillée. Le sérum sec est un sérum double, si nous en dissolvons 3 centimètres cubes et demi dans 7 centimètres cubes de sérum ordinaire, nous obtenons en définitive 7 centimètres cubes d'un sérum dont la valeur est 14 ; si l'on emploie l'eau stérilisée, nous arrivons au même résultat en dissolvant 7 centimètres cubes de sérum sec dans 7 centimètres cubes de ce véhicule.

La seringue étant chargée et montée, munie de son caoutchouc et de son aiguille, on introduit cette dernière dans le pertuis osseux et on l'enfonce de 2 ou 3 centimètres dans la substance cérébrale. On la fixe au dehors au moyen d'une pince confiée à un aide, de façon à éviter les oscillations. On manœuvre alors le piston en imprimant à la vis de pression un mouvement de rotation toutes les dix secondes environ. De la sorte l'injection est poussée lentement, goutte à goutte, et doit durer de cinq à dix minutes. On introduira ainsi 3 centimètres cubes et demi de liquide dans chaque hémisphère.

Cela fait, l'aiguille est retirée lentement. Un crin de Florence suture la plaie. Quelques plumasseaux d'ouate aseptique fixés au collodion constituent tout le pansement.

L'opération est aussitôt répétée de façon identique du côté opposé. La durée totale de l'intervention n'a pas excédé une demi-heure.

Voilà l'injection intra-cérébrale terminée : mais nous savons qu'il faut lui adjoindre d'autres moyens de guérison. On injectera donc sous la peau 40 centimètres cubes de sérum. Le foyer tétanigène sera modifié : si l'état du membre est alarmant, si le blessé présente un état général peu satisfaisant, il ne faut pas hésiter à amputer ; si au contraire le tétanos a été pris au début, il faudra tout tenter pour sacrifier le moins possible ; c'est alors qu'un brossage énergique de la plaie suivi d'une désinfection rigoureuse à l'acide phénique deviennent nécessaires ; on pratiquera un écouvillonage soigné à la teinture d'iode : l'iode est en effet un antagoniste énergique de la toxine tétanique et un antiseptique puissant.

Les jours suivants on continuera à injecter du sérum antitétanique à la dose quotidienne de 20 centimètres cubes ; on ne s'arrêtera que lorsque le danger sera conjuré, c'est-à-dire au bout de quatre ou cinq jours. Les bains locaux antiseptiques trouveront ici une indication formelle ; l'eau oxygénée est surtout à recommander à cause de son pouvoir antiseptique et de son influence néfaste sur le bacille, qui est anaérobie.

Enfin le blessé sera isolé dans une chambre obscure et alimenté au moyen de liquides dont le lait constituera la plus large part.

Telle est actuellement la marche à suivre dans le traitement du tétanos.

PRONOSTIC

Pour ce qui concerne le tétanos traumatique, d'origine externe, aucun doute n'est possible, il doit toujours guérir si l'on est intervenu à temps.

Il n'est pas possible, dès à présent, de faire une statistique exacte. La méthode de Roux et Borrel est encore trop récente ; lorsqu'on eut recours à elle, combien de fois le succès a-t-il été compromis parce qu'on ignorait cette notion si importante de la précocité de l'intervention. Quoi qu'il en soit, elle a été appliquée jusqu'ici dans une vingtaine de cas, cinq fois il s'agissait de tétanos utérins : pas un succès. Sur les quinze autres cas, il y eut neuf guérisons, cela fait 60 pour 100 de guérison, chiffre déjà éloquent par lui-même quand on le rapproche des chiffres indiquant la mortalité habituelle du tétanos.

Il est possible, au point de vue du pronostic, de classer les formes du tétanos de la façon suivante :

Les tétanos traumatiques, tendant à la chronicité continueront à guérir d'eux-mêmes.

Les tétanos traumatiques subaigus et aigus, pris au début, guériront du fait de l'injection intra-cérébrale, et cela d'autant mieux qu'on les aura pris de meilleure heure.

Les tétanos foudroyants, accompagnés de symptômes graves tels que tachycardie et accélération respiratoire, guériront moins souvent.

Ils ressemblent à ce point de vue aux tétanos splanchniques dans lesquels l'échec sera presque inévitable.

Et en effet, le tétanos utérin, le tétanos des nouveau-nés, le tétanos des enfants avec spasme de la glotte, le tétanos céphalique de Rose, les tétanos dits internes, à origine probablement intestinale, sont des formes qui assombrissent singulièrement le pronostic.

Leur marche rapide, explicable par ce fait que la toxine empruntant les voies du grand sympathique, arrive promptement au bulbe, leur symptomatologie spéciale, avec dysphagie et spasmes de la glotte, tous ces éléments suffisent à faire entrevoir leur gravité.

C'est à leur sujet qu'il est permis d'insister sur la nécessité des injections préventives.

CONCLUSIONS

D'accord avec notre maître, le Dr Vilon, nous pensons qu'il serait prématuré de formuler sur la méthode de Roux et Borrel des conclusions trop fermes. Il est cependant permis, en l'état actuel de la question, de retenir ce qui suit :

1° L'injection intra-cérébrale d'antitoxine peut guérir le tétanos confirmé, d'origine externe ; elle a échoué jusqu'alors, contre le tétanos d'origine interne ;

2° Les conditions nécessaires sont les suivantes :

A. Faire un diagnostic précoce ;

B. Intervenir immédiatement après le diagnostic ;

C. Continuer les jours suivants l'emploi des injections sous-cutanées de sérum antitétanique.

BIBLIOGRAPHIE

BERGER. — Rapport sur des mémoires concernant le tétanos. *Académie de médecine,* 23 mai 1893.

BACALOGLU. — Un cas de tétanos traité par l'injection intra-cérébrale d'antitoxine. *Gazette des hôp.,* 21 juin 1898.

BOUDAUT. — *Thèse,* Paris, 1896, inspirée par BAZY.

CARLE et RATTONE. — Studio sperimentale sull etiologia dell tetanos. *Acad. Medicina Torino,* mars 1884.

CHAUFFARD et QUÉNU. — Un cas de tétanos traité par l'injection intra-cérébrale. Guérison. *Presse médicale,* 18 juin 1898.

COURMONT et DOYON. — Théorie pathogénique du tétanos. *Société biologie,* 11 mars 1893, 20 novembre 1897.

DELMAS. — Un cas de tétanos traité par l'injection intra-cérébrale. Mort. *Presse médicale,* 17 septembre 1898.

Deutsche med. Wochens. (Ueber antitoxine BEHRING et KNORR, n° 1, 1898).

GALMARD. — Sérothérapie du tétanos. Antitoxinee Tizzoni. *Thèse,* Paris, 1893.

GARNIER. — Un cas de tétanos traité par l'injection intra-cérébrale. Guérison. *Presse médicale,* 24 août 1898.

HŒCKEL et REYNÈS. — Un cas de tétanos traité par l'injection intra-cérébrale d'antitoxine. *Presse médicale,* 7 sept. 1898.

KITASATO. — Ueber den tetanüs. *Zeitschrift für Hygien.,* t. VII, p. 226, 1889.

LANDOUZY. — Les sérothérapies. *Leçons faites à la Faculté de médecine.* G. CARRÉ et C. NAUD, éditeurs, 1897.

MARIE. — Voies suivies par la toxine tétanique. *Annales de l'Institut Pasteur,* juillet 1897.

METCHNIKOFF. — Toxine tétanique et leucocytes. *Annales de l'Institut Pasteur,* 25 avril 1898.

NICOLAÏER. — Beiträge über infectiosen tetanus. *Deutsche med. Wochens.,* décembre 1884.

NOCARD. — Application du sérum antitétanique au traitement du tétanos déclaré chez le cheval. Études expérimentales. *Académie de méd.,* 20 juillet 1897.

— Sérothérapie préventive chez les animaux. *Académie de méd.,* 27 juillet 1897.

— Sérothérapie du tétanos. *Congrès de Moscou,* août 1897.

OMBRÉDANNE. — Un cas de tétanos traité par l'injection intracérébrale. Guérison. *Presse médicale,* 3 septembre 1898.

QUÉNU. — Traitement du tétanos déclaré. *Congrès de chirurgie de Paris,* octobre 1898.

Revue de Hayem (année 1898).

ROBERT. — Cas de tétanos traité par l'injection intra-cérébrale. *Presse médicale,* 31 août 1898.

ROUX et BORREL. — Tétanos cérébral et immunité contre le tétanos. *Congrès de Madrid,* avril 1898. *Annales de l'Institut Pasteur,* 25 avril 1898.

WASSERMAN et TAKAKY. — *Berliner klinische Wochens.,* n° 1, 1898.

CHARTRES. — IMPRIMERIE DURAND, RUE FULBERT.

www.ingramcontent.com/pod-product-compliance
Ingram Content Group UK Ltd.
Pitfield, Milton Keynes, MK11 3LW, UK
UKHW020301220726
13923UKWH00002B/985